民国医家临证论丛

民国医家妇科医案

上海市中医文献馆

总主编　贾　杨　毕丽娟

主　编　毕丽娟　王　峰

主　审　黄素英

U0279239

上海科学技术出版社

内 容 提 要

本书以《中国近代中医药期刊汇编》为搜集整理对象，将期刊中与妇科相关的医案进行了系统梳理，并进行了适当筛选，筛选主要秉承学术性、时代性、指导性的原则，选定具有代表性的 136 则医案，并根据内容将医案进行分类。其中月经病篇 34 则医案（痛经 6 则，闭经 8 则，崩漏 18 则，月经后期 1 则，月经过多 1 则），带下病篇 7 则，妊娠病篇 18 则，产后病篇 46 则，癥瘕篇 6 则，乳房疾病篇 3 则，不孕篇 5 则，情志异常篇 2 则，女科内伤杂病篇 15 则。所摘录医案供大家了解学习民国时期中医妇科医家的学术经验。

本书可供中医妇科医师、中医院校师生以及中医妇科爱好者阅读参考。

图书在版编目（CIP）数据

民国医家妇科医案 / 毕丽娟，王峰主编. -- 上海：上海科学技术出版社，2024.9. --（民国医家临证论丛 / 贾杨，毕丽娟总主编）. -- ISBN 978-7-5478-6761-7

Ⅰ. R271.1

中国国家版本馆CIP数据核字第2024P13X15号

民国医家妇科医案

主编　毕丽娟　王　峰

上海世纪出版（集团）有限公司　出版、发行
上海科学技术出版社

（上海市闵行区号景路 159 弄 A 座 9F - 10F）
邮政编码 201101　www.sstp.cn
常熟市华顺印刷有限公司印刷
开本 787×1092　1/16　印张 8.75
字数 130 千字
2024 年 9 月第 1 版　2024 年 9 月第 1 次印刷
ISBN 978 - 7 - 5478 - 6761 - 7/R · 3069
定价：58.00 元

编 委 会 名 单

总主编　贾　杨　毕丽娟

主　编　毕丽娟　王　峰

副主编　张　利　陈　晖

编　委（按姓氏笔画排序）

王　峰　王　琼　毕丽娟　杨枝青

张　利　陈　晖　胡颖翀　徐立思

蔡　珏

主　审　黄素英

丛 书 前 言

近代中国,社会巨变,从传统走向现代的大转变过程中,新思潮不断涌现。中医受到前所未有的质疑和排斥,逐渐被推向"废止"的边缘,举步维艰。客观形势要求中医必须探索出一系列革新举措来救亡图存,创办期刊就是其中的重要方式之一。中医界以余伯陶、恽铁樵、张赞臣等名医为代表,先后创办中医期刊近 300 种,为振兴中医学术发挥了喉舌作用。这些期刊多由名医创刊并撰稿,刊名即反映创刊主旨,具有鲜明的旗帜性,在中医界具有广泛影响力;期刊同时也是学术平台,注重发展会员、发布信息,团结中医界共同致力于学术交流。

近代中医药期刊不仅承载了近代中医学科的学术思想、临床经验和医史文献资料,全面反映了中医行业的生存状态以及为谋求发展所做的种种探索和尝试,客观揭示了这一历史时期西方医学对中医学术界的冲击和影响,也从侧面折射出近代中国独特的社会、历史、文化变迁。近代中医期刊内容丰富、形式多样,涵盖医事新闻、行业态度、政府法规、医案验方、批评论说、医家介绍、医籍连载,乃至逸闻、小说、诗词,更有难得的照片资料,具有重要的研究价值。所涉研究领域广阔,包括中医学、文献学、历史学、社会学、教育学等诸多学科,是研究近代中医不可或缺的第一手资料。以近代中医期刊为主体,整理和挖掘其中有学术价值和现实意义的内容,无论在研究对象、选题还是内容上,都具有系统性和创新性。鉴于近代医药期刊作为学术界新兴的研究领域,尚处于起步阶段,亟待形成清晰的研究脉络和突出的研究重点,学术界当给予更多的关注和投入,以期产生更多有影响力的研究成果。

　　然而由于年代久远、社会动荡，时至今日，近代中医药期刊多已零散难觅，流传保存情况堪忧，大型图书馆鲜有收藏，即使幸存几种，也多成孤帙残卷，加之纸张酥脆老化，查阅极为不便。由上海中医药大学终身教授段逸山先生主编的《中国近代中医药期刊汇编》（后简称《汇编》），选编清末至1949年出版的重要中医药期刊47种影印出版，是对近代中医药期刊的抢救性保护，也是近年来中医药文献整理的大型文化工程。《汇编》将质量和价值较高的近代中医期刊，予以扫描整理并撰写提要，客观展示了近代中医界的真实面貌，是研究近代中医学术的重要文献，为中医文献和中医临床工作者全面了解、研究近代中医药期刊文献提供了重要资料和路径。

　　上海市中医文献馆多年来始终致力于海派中医研究和中医药医史文献研究，通过对《汇编》分类整理，从中挑选出具有较高学术价值的内容，加以注释评述，编撰成"民国医家临证论丛"系列丛书。2021年出版伤寒、针灸、月经病三种，2024年整理出版金匮、产后病、妊娠病、妇科医案、疮疾、本草、温病时疫、眼科，重点围绕理论创新、学术争鸣、经典阐述、临证经验、方药探究等主题展开研究，试图比较全面地反映近代中医药学术内涵和特色。

　　段教授认为，对民国期刊的整理研究工作要进一步深入下去，对这些珍贵的文献资料要深入研究，要让它们变成有生命的东西，可以为中医工作者所用，为现代中医药研究发展提供帮助。吾辈当延续近代中医先贤们锐意进取、勇于创新、博学求实、团结合作的精神与风貌，在传承精华和守正创新中行稳致远。希望本套丛书的出版，能为增进人民健康福祉，为建设健康中国做出一份贡献。

编　者
2024 年 6 月

前　言

　　民国时期是中国历史上一个特殊的时期,这一时期的中医药在整个中医药学的发展进程中起到了承上启下的作用。民国时期,随着西医传入中国,中医受到了很大影响,逐步趋向衰落,甚至面临被废止的境地。为了谋求中医发展,加强中医界医家的沟通联络、学习交流,普及相关医药知识,中医界进行了前所未有的探索,创办了大量中医药期刊,并且很多中医名家参与创办期刊,撰写稿件。中医药期刊在中医文献中是一种有别于以往的特殊的载体形式,不仅具有重要的文献价值、史学价值,也具有非常重要的临床价值。

　　民国期刊具有鲜明的时代性、学术性和权威性,内容涉及内、外、妇、儿、针灸、骨伤、推拿、药学等多个学科。为了了解民国时期中医妇科的学术发展水平,学习民国医家妇科治疗的学术经验,本书搜集整理了《中国近代中医药期刊汇编》中所涉妇科病的相关医案文章,筛选整理,汇编成册,分为月经病、带下病、妊娠病、产后病、癥瘕病、乳房疾病、不孕、情志异常、女科内伤杂病 9 章。其中月经病又分为痛经、闭经、崩漏、月经后期、月经过多。

　　书中每一章按文章刊登时间先后顺序进行排列。民国时期排版为竖排版,现易为横排版,书中"右""左",一律改为"上"或者"下"。民国时期不少期刊规范性不足,文中有不少明显错字、别字,予以径改,不出注。中药名酌情修改,必要时出注。同时,为了方便读者阅读,编者对文中不常用的术语、疑难字词进行适当解释,并结合编者体会对部分章节撰写按语,因水平有限,仅供读者参考。

编 者

2024 年 4 月

目　　录

第一章　月经病篇 ………………………………………………… 1

　第一节　痛经 …………………………………………………… 1

　　案1　痛经治验 ……………………………………… 徐韵英　1

　　案2　痛经血疝 ……………………………………… 陈莲峰　1

　　案3　痛经案 ………………………………………… 周岐隐　2

　　案4　经前腹痛治验 ………………………………… 沙函宇　3

　　案5　经行腹痛 ……………………………………… 周律筠　4

　　案6　痛经验案及辨证 ……………………………… 金少陵　6

　第二节　闭经 …………………………………………………… 8

　　案1　闭经 …………………………………………… 张锡纯　8

　　案2　闭经 …………………………………………… 张锡纯　9

　　案3　闭经 …………………………………………… 张锡纯　9

　　案4　经闭 …………………………………………… 陈惠言　10

　　案5　经闭 …………………………………………… 陈惠言　10

　　案6　经闭 …………………………………………… 陈惠言　11

　　案7　脾虚经闭 ……………………………………… 李　荣　11

　　案8　经闭腹痛 ……………………………………… 朱谷声　12

　第三节　崩漏 …………………………………………………… 13

　　案1　崩漏 …………………………………………… 金文明　13

　　案2　血崩治验 ……………………………………… 王肖舫　15

案 3　记血崩亡阳症治验 ………………………………… 汪景文　15

案 4　血崩治验 ……………………………………………… 刘琴仙　16

案 5　堕胎后经行不止 ……………………………………… 蔡东荣　17

案 6　血崩 …………………………………………………… 周岐隐　18

案 7　血崩急救治验 ………………………………………… 李建颐　19

案 8　血崩案 ………………………………………………… 蔡东荣　19

案 9　血崩暴下 ……………………………………………… 李秋铭　20

案 10　血崩 ………………………………………………… 陈莲峰　21

案 11　虚症血崩误瘀 ……………………………………… 朱谷声　21

案 12　妇女血崩危症之治验 ……………………………… 杨新华　22

案 13　女科血寒络热崩漏证 ……………………………… 张相臣　24

案 14　血崩验案 …………………………………………… 吴文尧　25

案 15　产后血崩 …………………………………………… 孙道明　26

案 16　经漏 ………………………………………………… 孙道明　26

案 17　经漏 ………………………………………………… 孙道明　27

案 18　血崩 ………………………………………………… 王子衡　27

第四节　月经后期 ……………………………………………………… 28

案 1　月经后期 …………………………………………… 王慎轩　28

第五节　月经过多 ……………………………………………………… 29

案 1　脾虚月经过多案 ……………………………………………… 29

第二章　带下病篇 ……………………………………………………… 30

案 1　青带 ………………………………………………… 秦伯未　30

案 2　前阴痛 ……………………………………………… 赵碧瑛　30

案 3　黄带 …………………………………………………………… 31

案 4　白带 …………………………………………………………… 31

案 5　外阴瘙痒 …………………………………………… 邓靖山　32

案 6　带下成漏 …………………………………………… 李秋铭　32

案 7　毒性带下 ……………………………………………… 许崇礼　33

第三章　妊娠病篇 ………………………………………………… 35

案 1　妊娠下痢医案 ……………………………………… 俞道生　35

案 2　胎动下血治验 ……………………………………… 赵式训　36

案 3　妊娠重症治验 …………………………………………… 37

案 4　孕妇寒中少阴厥症治验 …………………………… 胡天宗　38

案 5　妇人转胞症治验 …………………………………… 张汝济　39

案 6　胎漏小产治验 …………………………………………… 40

案 7　妊娠子痫之治验 …………………………………… 周小农　40

案 8　妊妇患疟 …………………………………………… 蔡东荣　42

案 9　孕妇霍乱 ………………………………………………… 43

案 10　孕妇咳嗽挟痢案 ………………………………… 蔡东荣　44

案 11　妊娠呕吐 ……………………………………………… 45

案 12　滑胎 ……………………………………………… 黄子灵　45

案 13　怀胎四月,头眩腰酸,心烦内热,小溲频数,白带淋漓,
　　　　舌苔薄黄而腻,脉象细滑而数,试拟方案 ……… 管愈之　46

案 14　妊娠闭结 ………………………………………… 李秋铭　47

案 15　女科妊娠子痫案 ………………………………… 周小农　47

案 16　月余滴水不进之恶阻 ………………………………… 49

案 17　娠妊五月跌扑损胎得安之验案 ………………… 王锡光　50

案 18　娠妊误治小产 …………………………………… 陈渔洲　51

第四章　产后病篇 ………………………………………………… 54

案 1　产后头痛发热 …………………………………… 黄眉孙　54

案 2　产后腹痛腹泻 …………………………………… 黄眉孙　55

案 3　治愈妇女险证医案二则 ………………………… 万沛霖　56

案 4　产后泄泻治验 …………………………………… 徐伯英　57

案 5　记产后喘疾误治险证 ……………………………… 钱赤枫　58

案 6　伏暑 ……………………………………………… 蒋兆桂　59

案 7　误治 ……………………………………………… 蒋兆桂　60

案 8　妇科新产血晕案 ………………………………… 刘蔚楚　60

案 9　产后痢疾 ………………………………………… 祝天一　61

案 10　产后血晕 ……………………………………… 祝天一　62

案 11　产妇乳眼不通疼痛治愈 ……………………… 徐子久　63

案 12　产后经事淋漓 ………………………………… 曹隽夫　63

案 13　产后昏愦治验 ………………………………… 张体元　64

案 14　产后肝风肺炎治验谈 ………………………… 沈仰慈　65

案 15　产科治案 ……………………………………… 吴养正　67

案 16　产后中风 ……………………………………… 李健颐　67

案 17　产后血淋 …………………………………………………… 68

案 18　产后血热治验 ………………………………… 骆明普　69

案 19　产后误损溺脬案 …………………………………………… 69

案 20　产后脱汗 ……………………………………… 黄子灵　70

案 21　产后失眠怔忡 ……………………………………………… 71

案 22　子宫下坠 ……………………………………… 李秋铭　71

案 23　产后昏晕验案 ………………………………… 马冠群　72

案 24　产后口渴 ……………………………………… 邓靖山　73

案 25　产后腹痛 ……………………………………… 邓靖山　73

案 26　产后腹痛 ……………………………………… 程六如　73

案 27　产后腹痛 ……………………………………… 程六如　74

案 28　医一船妇交肠病 ……………………………… 王亦云　75

案 29　流产后喘咳腹痛 ……………………… 矢数道明，董德懋　76

案 30　流产后腹痛 ………………………………………………… 77

案 31　产后水肿之治验 ……………………………… 浅田氏　78

案 32　产后交媾子宫出血 …………………………… 张树勋　79

案 33　李媳产后交媾腹痛 ·················· 张树勋　79

案 34　产后前阴便粪 ···················· 邢锡波　80

案 35　蓐劳 ·············· 张大燨，顾雨田，凌秉衡　81

案 36　小产气血两亏夹瘀 ················· 陈渔洲　82

案 37　产后冒风夹痰 ···················· 陈渔洲　84

案 38　拜读陈渔洲先生小产气血两亏夹瘀医案有所商榷

　　　·························· 邓侣农　85

案 39　小产瘀阻结胸 ···················· 陈渔洲　86

案 40　治愈三年久之产褥痨 ················ 吴景焌　88

案 41　新产温病 ······················ 陈渔洲　89

案 42　新产发狂 ······················ 陈渔洲　90

案 43　产后子宫不收缩治验 ················ 黄国材　92

案 44　产后治验 ······················ 张确余　93

案 45　产后若无瘀证凉药可不禁用验案 ·········· 鄂棣华　94

案 46　产后结胸 ······················ 陈渔洲　94

第五章　癥瘕篇 ························· 97

案 1　妇科子宫癌案 ····················· 刘蔚楚　97

案 2　妇科癥瘕案 ····················· 张锡纯　99

案 3　停瘀结症 ······················· 李秋铭　100

案 4　石瘕之临床实验 ·················· 柯泽庵　101

案 5　肠覃回顾录 ····················· 柯泽庵　102

案 6　卵巢囊中之治验 ·················· 浅田氏　103

第六章　乳房疾病篇 ······················ 105

案 1　乳症之治验 ····················· 杨燧熙　105

案 2　乳痈 ·························· 106

案 3　乳痞 ························· 黄圣时　106

第七章　不孕篇 …………………………………………… 108

案 1　妇科癥瘕不育案 ……………………………………… 108

案 2　不孕 …………………………………………… 严苍山 109

案 3　不孕 …………………………………………… 严苍山 110

案 4　不孕 ………………………………………… 秦伯未，陈昌顺 110

案 5　气郁不孕之治例 …………………………………… 李健颐 111

第八章　情志异常篇 ………………………………………… 112

案 1　经感如狂 ……………………………………………… 112

案 2　陶峦女士藏躁治验案 ……………………………… 王治华 112

第九章　女科内伤杂病篇 …………………………………… 115

案 1　妇人溺沫 …………………………………………… 田伯良 115

案 2　晕厥 ………………………………………………… 周岐隐 115

案 3　不足症 ……………………………………………… 周岐隐 116

案 4　吐血 ………………………………………………… 周岐隐 116

案 5　寒热往来 …………………………………………… 周岐隐 117

案 6　脾寒 ………………………………………………… 周岐隐 117

案 7　腹痛 ………………………………………………… 邓靖山 118

案 8　干血疼痛 …………………………………………… 李秋铭 118

案 9　下痢脓血 …………………………………………… 郑连山 119

案 10　腹痛案 ……………………………………………… 郑连山 119

案 11　心腹痛 ……………………………………………… 119

案 12　阴虚咳嗽 …………………………………………… 朱谷声 120

案 13　六脉沉涩 …………………………………………… 陈无咎 121

案 14　石淋 ………………………………………………… 陈无咎 121

案 15　黄溪妇科方案 ……………………………………… 陈无咎 123

第一章 月 经 病 篇

第一节 痛 经

案1 痛 经 治 验

徐韵英

朱鸿歧夫人患痛经症,每值行经之前,少腹绞痛,发热口渴,必待经净,诸苦方休,经来甚少,色绛气腥,延及二年,非常困难,求余治之。诊其脉象,弦中带数,舌红苔白厚。知为血中气滞,而冲任有热也。唐容川谓血热者,水之不足也。仿丹阳林氏治徐氏痛经证法。用景岳谓经饮①加乌药、小茴香、四物汤、麦冬、花粉、阿胶等,服四剂。迄下期,其痛不作,血亦不绛而多矣。

（《医学杂志》第十八册 1924 年 4 月）

案2 痛 经 血 疝

陈莲峰

病者：苏秀华,闺女,年二十一岁,石码百货公司。

---

① 谓经饮：据《景岳全书》所载方剂内容,应为调经饮,方见于《景岳全书·卷之五十·因阵》,由当归、牛膝、山楂、香附、青皮、茯苓组成。

病名：痛经血疝。

原因：深闺，津，愁善郁，食不卫生，中脾土失调。

证候：脉沉紧，头痛，休怠，呕吐。经水将至，每因先期，小腹绞痛，转矢气稍瘥。月信愆期，淹殜①床笫，甚为疾苦。

诊断：肝郁血疝冲脉之病。

疗法：肝大法，气郁者舒之，气滞者温调，阴阳相淆，六气斯调矣。

处方：

初诊：黄连半夏郁金汤。姜连二钱半，煮夏②二钱半，橘红一钱半，茯苓二钱半，郁金八分，木香八分，砂仁一钱半，生姜三片。

复诊：调经四物汤。又方：熟地三钱，当归三钱，川芎二钱半，酒芍一钱半，木香一钱，荆芥一钱，西藏红花一钱，台乌一钱，焦术二钱，元胡二钱半，丹皮一钱半，炙甘草一钱。

效果：初剂腹痛止，复诊连服十剂，经期顺，适翌年举雄男。

（《医学杂志》第六十四期　1932 年 4 月）

案 3　痛　经　案

周岐隐③

毛女　闺年待字，情志郁抑，每逢癸期，脘腹疼胀，呕吐酸液，历治不愈，渐致少腹疼痛，寒热往来，咽干口苦。迩来经阻三月，见症颇似干血，切脉弦数上溢鱼际，舌尖红糙。治本《内经》"二阳之病发心脾，有不得隐曲，女子不月"之旨，以归脾汤主之。

归脾汤原方加生地。

（《现代医药月刊》第十、第十一期　1934 年 4 月）

---

① 淹殜(yè dié)：病不甚重，半起半卧；小病。
② 煮夏：姜汁煮过的半夏，即姜半夏。
③ 周岐隐(1897—1968)：字利川，浙江鄞县(今浙江宁波鄞州区)人。工诗词，通医学。新中国成立后任职浙江中医研究所。精于伤寒之学。著有《伤寒汲古》三卷(1932)、《伤寒心解》十卷(附伤寒图表)、《温病条辨歌括选要》(1963)等。

案 4　经前腹痛治验

沙函宇

余邻居平章之妻,时年三十七岁,其夫已五十余矣。兼之一无子息,素怀抑郁,在所不免,于数年前得患经前腹痛一症,去岁冬月寻余诊治,询其病之现象若何。据说:"每逢月事将来之际,先觉头昏眼花,耳鸣,恶心欲吐,势难支持;继又觉少腹疼痛,腰疼似折,手冰至肘,足冷至膝,如此苦楚!足经二十四小时,甚或三十余时,经水始隐隐而下,所下之物,又不纯是经血颜色,尽似黑豆汁样,红不鲜红,黑却墨黑!每月如此两举,或两月一举,过后则疲乏异常,食欲不思,前阴常有白物卸下,臭不堪臭!是此已数年矣。望为一诊。"

余诊其脉,竟皆六部沉细,两尺尤甚,舌苔白厚滑腻,因知其病由思虑郁结所得,心、肝、脾、肾诸脏器,衰弱已极!头昏眼花,全系督脉运输力微,致眼球、大小脑髓,得不到相当营养,故头为之昏,眼为之花;恶心欲吐,是心伤而血不足;耳鸣是肝脏阴亏,浮阳上越;四肢冰冷,乃系脾脏虚乏,散膏(即脾脏)之分泌液无消化能力,故不暇灌溉四旁;腰痛是带脉失其作用;少腹疼痛,是因心、肝、脾各脏器所辖微血管中之血,受刺激后,栓塞管壁,兼之肾脏被伤,原火不足,冲任因之虚寒,寒必兼湿,于是血因寒湿而瘀,血海中尽被寒、湿、瘀三者充满,置经血将来之际,内乱相争,疼痛乃作,寒湿生浊,故下如豆汁之黑,亦系北方寒水不足之象也,至于苔色白厚滑腻,乃浊湿上熏,虚寒之征也。一面叮嘱,今后务须寡欲宽怀,俾心静思宁,一面即拟温经化湿疏郁药扶正逐邪,肃肾益精。

于白术(土炒)五钱,白茯苓二钱半,怀山药三钱(炒),巴戟肉四钱(盐水浸),四香附三钱,白扁豆二钱(炒),白果五个(捣碎),建莲子十五枚(不去心),茅苍术三钱,紫肉桂三钱(去粗皮)。服四剂后,余再诊其脉,六部虽仍沉细,两尺却有起色之象,舌苔滑腻全去,厚亦转薄。病者云:"头昏眼花,亦觉稍退。"随进消积化瘀活血药：

全当归(去芦,酒炒)五钱,元胡索(炒,去皮)三钱,真蒲黄(炒)二钱,赤杭芍二钱五分,槟榔片三钱,紫肉桂三钱半(觅火),刘寄奴二钱,没药钱半,片子姜黄(酒洗)二钱,乳香钱半,生地黄三钱,荆三棱二钱,广木香一钱(不见火),炙甘草钱半。

服一剂便觉腹中不时雷鸣,服二剂竟觉经血陡来,所下尽是紫黑血块,和一钟黑豆汁,一日半乃止。此次过后,不见白物续来,四肢亦得渐温,饮食增进,呕恶咸止,六脉豁然,惟此时但觉头昏眼花,较前更烈！疲乏不堪,余因慰曰："此乃邪去正歇,脾土大败,故有如是之征耳。"等善后调理,则诸恙咸去矣。拟复原固本药：

鹿角霜五钱,川芎三钱,焦远志四钱,白茯神三钱,杭白芍二钱,于术三钱,白茯苓三钱,紫肉桂三钱,高丽参五钱,杜仲二钱,川花椒七粒(去目),全当归四钱,菟丝子三钱,附片三钱,炙甘草一钱。

照服七剂,果然诸恙均平,精神倍加,经血亦如期而来,并无丝毫疼痛。已于今正怀一胎,将来之是男是女不可料,此症之痊愈也可必。

（《光华医药杂志》第二卷第九期　1935 年 7 月）

案5　经 行 腹 痛

周律筠

又族兄某之夫人,年事壮盛,八年前产一雄,产后半年经行,小腹疼痛欲裂,此后每值经行辄如此。中间杂药乱投,而毫无寸效。延西医诊断,认为输卵管移位,非施用手术不可。病家疑惧,延不佞诊治,为处方如下。

宗嫂夫人：二月七日。

每值经行之前,小腹两旁有筋,牵掣作痛,痛剧不能坐立,而继以寒热,经过剧烈之疼痛后,月事始下,每疼痛一阵,则经水下一阵,色黑,兼有紫块,就痛处推测,可以知其病灶在卵巢输卵管部位,病得之产褥后,历年已久,拟方当以渐取效,不能急切图功,尤忌杂药乱投。

全当归三钱,广郁金三钱,川楝肉一钱五分(醋炒),乳没药一钱五分(各),藏红花一钱五分,桃仁三钱,延胡索八分(醋炒),陈绍酒半杯冲。

二诊:二月九日。

服药后小腹疼痛见差,惟经行仍觉不爽,色黑,杂有紫块,当及时通之。

全当归三钱,桃仁三钱,乳没药一钱五分(各),延胡索八分(醋炒),失笑散三钱(入煎),藏红花三钱,广郁金三钱,川楝肉一钱五分(醋),陈绍酒一杯冲。

三诊:三月五日。

经前小腹两旁有筋牵掣作痛,甚剧,是症结在卵巢输卵管部位,上届月信期进活血通经法,未见大进步,然通则不痛,前方中肯,药力不及彀,当大其制继进。至心嘈腹胀,此为另一件事。

归尾三钱,藏红花三钱,延胡索一钱(酒炒),五灵脂一钱,乳没药一钱五分(各),桃仁三钱,川楝肉一钱五分(酒炒),广郁金三钱,蒲黄一钱,酸枣仁三钱,怀牛膝三钱。

四诊:三月九日。

进活血通经法,经行腹痛已差,惟觉腰酸头晕,前方中肯,守制继进可也。

归尾三钱,藏红花三钱,牡丹皮三钱,酸枣仁三钱,桃仁三钱,制香附三钱,川楝肉一钱五分(酒炒),滁菊一钱五分,延胡一钱(酒炒),广郁金三钱,乳没药一钱五分(各)。

先后服药十余剂,本月份经行,腹痛顿除,积年痼疾,一旦获愈,病家欣喜之余,极佩章师之医术高明;然所用药,实平淡无奇,本刊诸读者皆所优为,固卑卑不足道者也!设病家听信西医之言,其不为徐姓少妇第二者几希?先师恽铁樵先生有言曰:"小腹部属冲任领域,此处微丝血管不可断割;既施刀割,断无不损及血脉之理。"旨哉言乎!世之醉心治割者,可以惕然知戒矣!

(《现代中医杂志》第四卷第一期妇科病专号 1937 年 5 月)

案6　痛经验案及辨证

金少陵[①]

赵妇年十七八时，每岁经行不过三四次，每行腹痛异常，当腹作硬，呕吐肢逆，头痛如劈，卧床五日不起，经尽方止，调养旬日始愈，愈后无疾苦。但经行则痛不欲生，延至三十岁，医药殆无虚日，迄未稍瘥，困苦万状。其姑因其久不孕育，勃豁[②]弥甚，友人介予往诊，并询此症能否告产，予以十余年之痼疾，根蒂已深，治疗诚非易易，且大积大聚，理宜攻伐，非仅仅行气理血所能奏效，幸形体尚健，尚可为力，宗寓补于攻之法。茜草、艾叶、阿胶、元胡索、桂心、当归、山药、五灵脂、香附，以鲍鱼煮汁和丸，更一月经至，下瘀块极多，腹遂不痛，旋服调经膏两料，春王正月，竟生一女。

少陵按痛经，为排经困难而起之症候，女子行经时，骨盆腔部比较充血，子宫为排经作用而收缩，应有疼痛之感觉，惟超过生理限度，致精神疲倦，妨碍操作，而疼痛剧烈者，每为一般女子常有之隐疾。其原因不外经血之通路狭窄或障碍，有以致之，古医书有血滞、气滞及寒、热、虚、实等症之别，现代病理上有机械性、充血性、神经性之分，但此症西医谓非独立之病名，乃妇女一部分之附属症也，且本症多发于歇司的理[③]之妇女，或精神过劳或萎黄病者。其内生殖器无病理变化，盖行经时而发作之神经痛也，前医士所谓之土木相争，良甫[④]云系忧思气郁而血滞者此也。若痛在经前，无非肝家气滞，络脉不舒，法宜疏肝行气为主，但须选取血中气药如香附、乌药、元胡索，不可多恃，辛温香燥耳。滑伯仁谓两尺脉涩，即是络中气滞，况脉来急弦？肝气抑塞，更可知矣。惟为寒为热，当以其他兼症参之，必不可以仅据腹痛一

[①]　金少陵(生卒年不详)：江苏吴县(今属江苏苏州)人。早年曾事科举业，科举既废，转而学医，曾在南京国医传习所、上海新中国医学院任教。

[②]　勃豁：争吵。

[③]　歇司的理：现作歇斯底里。

[④]　良甫：陈自明(1190—1270)，字良甫，著有《妇人良方大全》。

禺,指为寒、热、湿,概施苦温之品,何也? 盖肝络为病,郁热极多,寒症极少,滑氏云,殊嫌武断,本症既是气滞,而血无不滞,如治肝木之横,则元胡、金铃尤为捷效,此乃不传之秘耳。假使痛之时作时止,丹溪云系血热气实之症。余曰不然,亦当以脉症合参,方有虚实寒热可辨。若以痛之时作时止,为血热气实,则虚寒之痛,亦何必不然,黄芩、黄连、丹皮,安足为训。丹溪遗著,本非自订之本,乃浅人附会为之,致有此弊。谓治气或于血,大有语病,究竟此非气之有余也。而汪讱庵其和平可用,此见尤陋,夫药以去病为主,惟在对症,安问其和平与否,若以其和平而后用之,是以尝试敷衍为手段,更何有医之价值可言。至温经汤,治经水不调,绕脐寒疝痛甚,及寒入血室,血滞不行,新旧相抟作痛,此方从《金匮》温经汤化裁而出,当归、白芍、丹皮、川芎、人参、莪术、甘草、牛膝,治经期产后受寒而瘀凝腹痛者,颇有特效。其他如桃仁散、大元胡索散,古人用于经断复来,血滞作痛,用于癥瘕痞块,血气攻痛,似有可商。余治此症,仿桃仁散之意,以炒丹参、参三七、制香附、川玉金①等理气化瘀之药,较此尤为稳效,盖桃仁、泽兰等药,世人咸知为破血之药,倘不罕而变为血崩,必招物议,故不知改用他药,非汪氏云和平而后用之也。大元胡索散,惟症俱实者宜之,若兼虚者宜葱白丸及青附金丹主之,尧封选药,纯正可法。善学古人者,可举一反三,则无难治之病,余非好辨,盖中医书籍,简明精良者少,尤以妇科书为最,故将临症之经验,藉发前人所未发,不守秘诀,不惮辛劳,为本刊春华先生效命,并救济全世界妇女之急苦也。有云,若药不瞑眩,厥药弗瘳,余之痛经验案一则,倘不济之以阻机亦痼疾终身已耳,何言孕育乎?

(《华西医药杂志》第一卷第五期　1946年8月15日)

【编者按】

民国时期,医家对于痛经病因病机的认识,辨证论治体系和理法方药的运用与现代中医学的认识基本一致,认为痛经的原因在两方面:不通则痛

---

① 玉金:即郁金,后同。

和不荣则痛。不通则痛，包括气滞、血瘀、寒邪、湿邪等，涉及脏腑主要有肝、脾、肾。不荣则痛，包括气血亏虚、心脾两虚、脾肾亏虚、肝肾亏虚，或虚中有滞等。

根据以上医案，不通则痛，如行经之前腹痛，属于血中气滞之实证，以疏肝理气、活血化瘀止痛为主，可用调经饮或调经四物汤；冲任有热，可加麦冬、天花粉、阿胶、牡丹皮等；月经先期，腹痛，呕吐，得气则舒，属于肝郁气滞，夹有湿热，治疗以黄连半夏郁金汤为主；冲任虚寒，夹有寒湿，先以温经化湿为主，继以活血化瘀治疗。

不荣则痛，属于心脾两虚者，归脾汤加减；病程时间长，虚中夹有实者，宗寓补于攻之法，或给予膏药调理。

第二节 闭 经

案1 闭 经

张锡纯[①]

沧州城东曹庄子曹姓，女，年十六岁，天癸犹未至。饮食减少，身体羸瘦，渐觉灼热，其脉五至，细而无力，治以资生通脉汤[②]。服至五剂，灼热已退，饮食加多，遂将方中玄参、芍药各减一钱，加当归、怀牛膝各三钱。服至十剂，身体较前胖壮，脉象亦大有起色，又于方中加樗鸡[③]（俗名红娘子）；服

---

① 张锡纯(1860—1933)：字寿甫，河北盐山人。近代中西医汇通学派代表人物之一，创办立达中医院，后创办国医函授学校，培养中医人才。主张中西医取长补短，西为中用，著有《医学衷中参西录》，影响广泛。

② 资生通脉汤：出自《医学衷中参西录》，由白术、怀山药、生鸡内金、龙眼肉、山茱萸、枸杞果、玄参、生杭芍、桃仁、红花、甘草组成。具有滋化源，通月经的功效。主治室女血枯经闭，饮食减少，灼热咳嗽。

③ 樗(chū)鸡：别名红娘子、灰花蛾，为蜡蝉科动物樗鸡的成虫。味苦、辛，性平，有毒，归肝经。功能活血通经，解毒散结。

至七八剂,经血遂至,遂减去樗鸡;再服数剂以善其后。

(《医学杂志》第四十六期　1928 年 12 月)

案 2　闭　　经

张锡纯

　　奉天大南关马氏,女,自十四岁月事已通,至十五岁秋际,因食瓜果过多,泄泻旬余方愈,从此月事遂闭。延医诊治,至十六岁季夏,病寖增剧,其父原籍辽阳,时为奉天兵工厂科长,见愚所著《衷中参西录》,因求为诊治。其身形瘦弱异常,气息微喘,干嗽无痰,过午潮热,夜间尤甚,饮食减少,大便泄泻,其脉数近六至,微弱无力。俾先用生怀山药细末八钱,水调煮一沸作粥,又将熟鸡子黄四枚捻碎搀粥中,再煮两三沸,空心时服。服后须臾又服西药百布圣①二瓦(一瓦合中量二分六厘四毫),以助其消化。每日如此两次,用作点心,服至四日,其泻已止。又服数日,诸病亦稍见轻。遂投以资生通脉汤,去玄参,加生地黄五钱,川贝三钱,连服十余剂,灼热大减,饮食加多,喘嗽亦渐愈,遂将生地黄换作熟地黄,又加怀牛膝五钱,服至十剂,自觉身体爽健,诸病皆无,惟月事犹未见,又于方中加䗪虫(即土鳖虫,背多横纹者方真,背滑无纹者非是)五枚,樗鸡十枚,服至四剂,月事已通,遂去䗪虫、樗鸡,俾再服数剂以善其后。

(《医学杂志》第四十六期　1928 年 12 月)

案 3　闭　　经

张锡纯

　　甘肃马姓寓,天津英租界居安里有女,十七岁。自十六岁秋际,因患眼,

---

　　① 百布圣:别名胃蛋白酶,常用于因食蛋白性食物过多所致消化不良、病后恢复期消化功能减退以及慢性萎缩性胃炎、胃癌、恶性贫血所致的胃蛋白酶缺乏。

右目生内障,服药不愈,忧思过度,以致月闭,自腊月服药直至次年孟秋月底不愈。其兄向为陆军团长,时赋闲家居,喜披阅医书,见愚新出版五期《衷中参西录》,极为佩服,遂来社问询,求为诊治。其人体质瘦弱,五心烦热,过午两颧色红,灼热益甚,夜不能寐,心中满闷,饮食少许即停滞不下,脉搏五至,弦细无力,为其饮食停滞,夜不能寐。投以资生通脉汤,加生赭石、熟枣仁各三钱,服至四剂,饮食加多,夜已能寐,灼热稍退,遂去枣仁,将龙眼肉改用八钱,又加怀牛膝五钱,连服十余剂,身体寖壮健,因其月事犹未通下,又加䗪虫五枚,樗鸡十枚,服至五剂,经血已通,然下者不多,遂去䗪虫、樗鸡、生地黄,加当归五钱,俾再服数剂以善其后。

(《医学杂志》第四十六期　1928 年 12 月)

案 4　经　　闭

陈惠言[①]

邻坊陈纯之继室,经闭数月,小腹及两胁均痛楚异常,不嗜食。诊其脉,弦数有力,以桃仁承气汤合《金匮》下瘀血汤下之,去积粪及瘀血升许,两胁小腹顿宽畅,脉转细缓。仍不嗜食,用温经汤,以香附易吴萸,数服而安。

(《杏林医学月报》第五十期　1933 年 4 月)

案 5　经　　闭

陈惠言

某氏女,慕北宫之女婴子之为人,守志不嫁。然家固贫,只恃十指以度

---

① 陈惠言(1869—?):即陈汝来,字惠言。广东南海人,庠生出身。1924 年执教于广东中医药专门学校,编撰教材有《生理学讲义》(中说)、《形体生理学》《儿科学讲义》《内伤杂病学讲义》等。

活,以今日生活程度之高,至于极点,故夜非三鼓,未晏就枕也。因是积劳成疾,月事不行者数月,遂患咳嗽,但觉腹中一股冷气,直达胸部,即作咳,肌肉日减,面色痿白,饮食无味。阅十余日,始就余诊。按其脉,弦而缓,舌淡红无苔,余以温经与之汤。服后,腹中冷气已止,咳亦略减,惟转而腹痛至胸,且口苦而渴,脉转弦滑,略带数象,舌转红润,且有微黄苔,改用桃仁承气汤,加金铃子、郁金、土鳖、厚朴、北杏为剂,并嘱其留意视所泻下之物,是夜果泻下如脓如血者皆一二升,胸腹舒畅,咳亦去其大半矣。惟喉中如有炙脔,脉仍弦而滑,乃以厚朴半夏汤,加蒌皮、枳实、海蜇等药与之。三剂后,咳止食进,月事如常而安。

(《杏林医学月报》第五十期　1933 年 4 月)

案 6　经　　闭

陈惠言

陈某女,年方二十,尚未适人,亦患咳嗽,咳则两胁下痛,大便数日一见,脉弦数而实。询知月事不通,亦以桃仁承气汤加味下之。二三行后,两胁下不痛,咳亦减少,调理而安。大抵女子之病,多起于月经不调。盖女子以血为主,生育之多少,身体之安否系焉。不知务此,而但头痛医头,脚痛医脚,吾未见其有当也。

(《杏林医学月报》第五十期　1933 年 4 月)

案 7　脾 虚 经 闭

李　荣

族人李元之妻尹氏,今春由外埠旋乡,子女数辈。长女名芸,年将及笄,体质素虚,一日尹氏语我,谓芸女闭经数月,肌肤肿胀,饮食减少,意欲召余一诊。余曰：令嫒患此，须当调治，勿作等闲。于是恳余往诊。至察其女，形体虚弱，肌肤肿胀，面色苍黄，脉象濡细，两关缓滞，舌苔白厚，头疼耳鸣。余断系脾虚肤胀，三焦失职，火不生土，土虚水泛，外为肿胀，胃阳不振，饮食少思，故不能化津生血，而气滞血凝，病且经闭，有由来矣。乃按症疗治，先予五皮饮服之。觉得肤胀消减，继以归脾汤加减。连服数剂，余恙顿除，经闭亦通。

（《杏林医学月报》第六十五期　1934 年 7 月）

案 8　经 闭 腹 痛

朱谷声

王培春先生，军界之老臣也。年年退伍家居，田园静享。其夫人淑英女士，于月前曾患经闭腹痛，屡次医治，均乏效验，后经舍亲沙君之友推荐，转辗得召余诊。现象为经汛三月不来，少腹疼痛，时觉牵及肋部；脉涩，苔黄边绛，显系肝气凝滞，血虚无疑。王君殷殷询以有成痨之危险否？余答当不至此，因疏逍遥散加川芎、香附、延胡、青广皮、黄玉金、怀牛膝、金橘叶等，服一剂后经来少许，微感口渴，因去青皮加天仙、鸡血二藤活血行气，加丹、栀成八味逍遥，调理数日得瘳。

（《中医世界》第九卷第二号　1935 年 12 月）

【编者按】

闭经有虚、实之分，阴血亏虚之闭经，可与资生通脉汤加减；心脾两虚者，归脾汤加减。实证闭经，瘀血阻滞者，桃仁承气汤、下瘀血汤下之。虚实夹杂者，如肝郁气滞血虚，以逍遥散加减，兼有热象，丹栀逍遥散加减。

第三节 崩 漏

案1 崩 漏

金文明

闰月下旬,有大路杜姓妇寄居母家,年约二十许,登门就诊。其脉弦大,右关上溢,左关不柔带数,视舌灰滞不化,面色金黄,余询其空呕乎,耳鸣乎?答言然。其母偕来在旁问曰:先生此脉何如,请为细视。余遂询其经水至否?答曰:自上月十外始转,从此或多或少。且崩过数次,迁延不了。是否有孕?余微哂①之,尔病既久岂尚不药乎?答言:曾看女科,断为胎孕。余亦置之不理,默思病必有因。察其从前经水之至象。答言:去冬十一月曾患小产,月满转过,拖延时日。今年正月间停止不转月余之久,于前月十外始至。初来甚少,继而大下,嗣后又拖延不了,余因是而悉其致病之源,由乎半产调理不慎,其为挟无疑。治宜宣导瘀滞,使新者归经,转虑崩漏之下,血去必多,冲任已怯,况面黄失色,纵不事宣通,犹防仍蹈故辙,不如暂用胶艾四物加黄芩,和血清热,加竹茹、橘皮、佩兰等,以平其呕。越一日其母复来延余往诊。势颇彷徨,诘其情,据言服药甚好,一剂呕止,胃思食,二剂食知味,只小腹作胀,其余安静。讵知睡方夜半,经血又崩,且甚于前,今神困力乏,特延速往。余遂过其家,察视外形,气喘神疲,面无华色,唇白舌淡,面黄浮肿,神躁自汗,胸际痞塞,心泛作呕,头痛甚,时时晕去,卧不能起,小腹仍胀,四肢麻木,口干唇绉,心悸妄语,粒米不入,强与之,少顷吐尽,脉来弦大数疾,右关坚劲,直冲寸口,左关大而加劲。危殆至斯,非厥脱而何。余思良久,此非大清营热,泄其风木,拘留欲涸之阴,犹虑勿及,何暇顾其腹之胀不胀耶。方用羚角、西参、鲜地、元参、龟板、旱莲、石决明、钩藤、阿胶、菊花、川

---

① 哂(shěn):微笑。

连、枇叶露、仙夏、金箔。次日即能乘舆而来。视其面黄浮肿,尤甚于昨,气喘略平,头痛眩晕皆止,而胸痞小腹胀满并不少减,惟按其脉数易减,仍与养阴潜阳。方为西参、鲜地、龟板、牡蛎、旱莲、阿胶、决明、菊花、竹茹、橘皮、旋覆、代赭。次日其母来告,服是药片刻后腹作痛,愈痛愈紧,几至昏厥。当痛不可忍之际,下部突下一物,取视则如猪之网油,又杂紫黑血,其痛遂平。特神色更危,促余速诊。神果惫,面㿠白,极形浮肿,呻吟不止,自汗心悸,加以妄语,气逆痰升,胸次痞塞,躁乱非常,浆水不纳,强进必吐,舌白色枯,有微薄苔。颇极险笃,举室惊惶。余切其脉虚大,按之弦劲。细审之,窃喜来去较和,数且减半,遂慰病家曰:视症虽剧,脉比昨日稍和,或尚可恃,尔且宽心,急与太子参、仙夏、辰茯神、柏子仁、淮小麦、决明、稽皮、菊花、川斛、元参、鲜地、川贝、麦冬、浮麦、熟地露、金箔。令服一剂,明日再看。戒其安静弗扰,不然无可救药。临走时,忽忆其下是何物色,必欲目击。令持出一睹,果如猪之网油,杂以紫黑血,并挟许多白沫,宛若网孔玲珑状,然而非胚非块,不知何由而下。令其来朝再诊。讵知并无音耗,余亦不解。忽于二三日后,其母来告前药甚好,呕止神静,米饮可进,且夜亦能寐,故原方又服一剂,只大小便皆不能通,可否改方。余闻其言喜甚,知其病机已转,不致变端,竟许改方。照前方加南枣、白粳米。至二便虽不通调,毋用分利,盖由血枯液燥,肺气失权,与甘寒法必能自通。嘱服二剂转方,食粥碗许,惟不能容杂食,如北面下咽噎塞,可知干燥无津。又云头复痛且甚,仍以救阴为急,方用阿胶、白芍、黑麻、菊花、稽皮、金斛、玉竹、茯神、生甘橘、白谷芽等。此后无复转音,谅其断药也。越旬余,其邻居就余门诊,便询之。言其能下楼,胃开力亦渐复矣。

按此症初误于半产,继误于作妊,致厥后转辗凶危。设使病家不甚坚信,或值有余之家,得此一症,安有不作风潮,亲朋满座,聚讼纷纭。非延聘多医,即祷神卜巫,遂使病家歧路亡羊,空唤奈何。今病已就痊勿论矣。第其所下非胚非块,又非血质之所结,形似网膜,然则究不知为何名。若云网膜,亦不明其何由而来。殊难索解,敢质医林诸君,共研究之。

(《绍兴医药学报》己酉六月第十四期　1909 年 6 月)

案 2　血 崩 治 验

王肖舫[①]

血崩一症乃妇科大病,殊少简效之方。前月敝邑北城西市李锡山之妻,因气恼微受外感,忽发此症,服药十余剂,更医六七人,愈治愈剧,甚至反张厥逆,病象极危,夜半求治于予。至则病极危急,六脉弦硬,心中嘈杂难受,遍阅前服各方,均是治崩套法,急令取青莱菔(即大青萝白)生捣拧汁,加入白糖数匙,微火炖温,连饮两大碗,移时心乃舒畅,其崩顿止,嘱其再饮莱菔汁一二碗,余即回。翌晨,李某早至余家,据云连饮三碗,稳睡一夜,其病若失,又嘱其再饮此汁,四五日其病痊愈。嗣后用此方治愈四人,此方乃前家藏秘方,不肯自秘,故特录出。

(《绍兴医药学报》第十二卷第六号　1922 年 6 月 20 日)

案 3　记血崩亡阳症治验

汪景文

医操生死权,责任綦重。必常存利济之心,病人临危授命,不究虚实,药剂妄投,以速其死,固为罪无可逭[②],而心存敷衍。病重药轻,致难起色,亦属咎无可辞。文学虽未逮,于此未尝不兢兢自励者也。今述治验于下。

九江城内县巷胡妇,年二十余。于七月间,泛来发热,体酸窜痛。经医诊治,进以疏解和血,而身热不已,经水不绝,绵延旬日。更医方用地、丹、阿胶、地榆、棕炭等,而血崩愈多,邀余往诊。危象毕呈,四肢厥冷,冷汗淋漓,神志恍惚,

---

① 　王肖舫:王桂林,字肖舫,山东诸城人。近代眼科医家。上海中医学会名誉会员。20 世纪 20 年代与康维恂共同注程玠《眼科应验良方》,改名《简明眼科学》。校正《幼科秘诀》,上海中医书局 1955 年重版。

② 　逭(huàn):逃避。

目珠上泛,面㿠唇白,呼之不应,脉沉微欲绝。探视其舌,亦无华色。急进淡附片三钱,淡干姜四钱,别直参四钱,大抽芪①五钱,山萸肉一两,淮山药一两,龙眼肉三钱,北五味三钱,陈阿胶五钱,蕲艾炭二钱,海螵蛸四钱,以回阳固脱,益气摄血。复诊血止神清,而肢犹未温,汗似未休,脉象未起,乃踵原方去胶艾螵蛸,加于术三钱,当归炭三钱,炙甘草一钱五分,山药、山萸改用二两。再服一剂,肢温汗休,脉象亦起,惟咳嗽腹痛。三诊于原方去姜、附、别直、五味,加入潞党三钱,木香八分,陈皮一钱,吴萸八分,肉桂三分,白芍三钱,余药悉减轻分两。

按:进数剂,嗽痛渐减,胃纳日增,继为调理而复。考此症初起,泛至发热,是阴不恋阳,体疼是气乏血荣,既非外感,疏解宜乎不应。延之数日,血耗已多,气亦涣散,凉摄当然无效,血无气摄则下崩,阳失阴附则上脱。三诊见咳嗽腹痛,乃中阳不运,脾虚及肺,专以温运培脾,此虚则补母,补土生金之义也。如此危症,猛进温补,竟得回生,可见病重而药亦宜重,否则庸有济欤。

（《中医杂志》第十三期　1924年12月）

案4　血崩治验

刘琴仙②

余族侄某,娶妻陈氏。新婚后九日,忽告血崩,乃翁来请发方。余疑其必有外因,惟其夫在当铺领工,本早已回铺矣。因诘乃父,究竟是何病因?答谓据妇人说系因月事初来,余疑信参半,月事初来,何遽血崩?姑以理中汤加黑荆芥、葵扇灰温摄之。及夜后复来,谓前药无效。其人略有昏昧之象,又并有作呕。其同来之人,阴告之,谓系阴道被伤。吾急趋曰,固疑之,惟对乃翁不便启齿,致未一剂中肯。查其夫妇阳强阴弱,前数夕甚觉凿

---

① 大抽芪:即黄芪。
② 刘琴仙:民国时期广东韶关城区颇有名望的中医,于当地翁源开设中医诊所"乐善堂",与陈应期、张确余共同主办"翁源中医研究社"这一中医专门学校,分别于1932年、1933年主编出版第一、第二集《医学丛书》。

枘①,望门休止。昨夕始开门揖之,遂批郤导窾②,直抵黄龙,相与痛饮,而潮水忽至。妇初讳之,及至血大下时,始着人请伊母来,告之故。余得悉其情,遂改拟《金匮》温经汤,加黄芪、升麻,方中人参用北高丽代。服一剂即止,翌日遂能起于床,可知经方之取用不穷也。

（《杏林医学月报》第十五期　1930 年 5 月）

案 5　堕胎后经行不止

蔡东荣③

病者:琼山海口区,施某妻,年二十余岁。

原因:受胎四个月之久,偶因不适,即趋某医诊治,该妇直告某医,已受胎数月,而某医武断谓无胎,服药后,一块肉竟从中堕出。

症候:既堕胎后,瘀血淋沥不止,或止而复来,腰腹作痛,精神凋敝,越一个月而经来更多,淋沥十数日不止。

诊断:诊得脉细而涩,必是胎损之后,伤及冲任血海。冲任血海既伤,则经血不循常道而行,必或少或多,或成崩漏,而诸逆症作矣。

疗法:治之之法,先当固其冲任血海。谓其气血,亦不可骤温,温则血得热而妄行,恐有崩漏之虞,补则血得补而愈壅塞,且血必随气行,调其气即活其血。先用丹参饮以为君,血见黑则止,再用贯仲、荆芥等炭以佐之,更加归、芍、丹、艾,以推陈致新,补其冲任血海之不足。

处方:丹参三钱,香附二钱,白芍三钱,当归四钱,丹皮二钱,蕲艾二钱,贯仲炭一钱半,荆芥炭一钱半。

次诊:前方服二剂,经来渐少,腰腹痛减半,于前方再加四君子汤,以调

---

① 凿枘(záo ruì):比喻互相投合。凿,榫眼;枘,榫头。
② 批郤导窾(pī xì dǎo kuǎn):从骨头接合处批开,无骨处则就势分解。比喻善于从关键处入手,顺利解决问题。批:击;郤:空隙;窾:骨节空处。
③ 蔡东荣:近代医家,居广东琼州(今属海南)。其医案见于《(当代)全国名医验案类编续编》,上海大东书局 1936 年刊行。

理脾胃。何则？冲任主血海,脾胃主胞胎,且脾主信,欲其月信不愆期,不能不调理脾胃。

次方:防党五钱,茯苓四钱,白术四钱,炙甘一钱,丹参二钱半,香附二钱,白芍三钱,当归四钱,丹皮二钱,蕲艾二钱,贯仲炭一钱半,荆芥炭一钱半。

效果:前方服二剂,各症俱愈,于前方去贯仲炭、荆芥炭,再服数剂,而康健如常。

(《杏林医学月报》第三十九期　1932年5月)

案6　血　崩

周岐隐

杨夫人　血崩气脱,四肢厥冷,汗多气喘,脉芤动搏指,舌白无华,治拟急与回阳参附汤主之。

高丽参五钱,厚附片三钱,童便一杯(冲)。

再诊　崩势稍缓,气喘汗出并瘥,四末未温,腹中阵阵作痛,得按则松,脉仍芤大,舌白面青。治拟附子理中合当归小建中汤,气血并补,不可因腹痛,而误认为瘀血未净也。

党参、于术、姜炭、甘草、桂枝、白芍、当归、生姜、大枣,真阿胶代饴糖用。

三诊　前方连服数剂,颇得相投,目下四肢已温,崩漏全止,惟腹中疼痛犹时作时止,入夜更甚,脉浮大而沉部迟弱。此气虚血弱,血海有寒也。宜以血肉有情之品补之,主当归生姜羊肉汤。

当归、生姜、羊肉、官桂、小茴香、青盐、陈皮。

四诊　前拟当归生姜羊肉汤,因病人畏气味膻臊,服后漾漾欲吐,故一服之后,即便停进。旬日以还,以糜粥自养,颇得相安,惟腹痛总是绵绵不绝,有时四末微寒,脉弦迟无力,舌色淡白,治拟温经汤主之。

温经汤去丹皮、麦冬,加艾叶。

(《现代医药月刊》第一卷第八、第九期　1934年1月)

案 7　　血崩急救治验

李建颐[①]

黄妻怀孕九个月，因烦劳过度，子宫破伤，胎中血液霎时倾崩，连夜不止，神乱心昏，言语蹇涩。其初尚能服药，连服归脾汤两剂，均无应效。天亮诸医毕集，议论纷纷，莫衷一是。余见此症，系劳伤胎室，血液倾溢过多，心血必与俱出。心血若出，神不守舍，所以神乱心昏，脉散无伦，此属急症，毫无疑义。急则治标，古之明训。正宜急于止血，血止之后，再图别治。某医不以为然，竟投归脾汤，冀可引血归原，独不思血液之倾，何能一致以使之归原哉。且归脾汤，功用只能引血统归于脾，是引血之缓治，非止血之急剂。急病缓治，匪徒无益，而反害之。故服归脾汤后，血崩益甚，燎原之势，焉能救乎？予见病势甚急，苟犹预延缓，生命立危，乃急用上海新亚麦角注射液（ergotine）二公撮[②]，于上腿外侧之皮下注射二针，再用新亚浓康福那心一·一公撮，注射上膊。越数分钟，神醒而愈。继以十全大补汤，以善其后。因思此症，初无危险，由于服归脾汤之缓治，致变重笃，可知医之缓治，尤甚于误治，可不慎哉！此亦可作前车之鉴，特笔于书以为自励。

（《医界春秋》第八十七期　1934 年 2 月 15 日）

案 8　　血　崩　案

蔡东荣

病者：海口区仁坊，张氏妇，年三十余岁。

[①]　李建颐(1891—1967)：号梦仙，祖籍福建晋江池店，1930 年定居涵江。其父精于医术，从小受其启蒙，勤读中医书籍，随父诊病。福建名医，曾任教于福建中医学院（现福建中医药大学），著有《鼠疫治疗全书》《临证医案笔记》《鼠疫新编》等。

[②]　公撮：容量单位，即立方厘米。

原因：孀居数载，常因月经不调，本年忽愆期两月不至，服行血通经药二剂而经行。经行止后数日而血崩。

症候：平素不慎口腹，多食辛热或煿炙之品，致热干血分而崩下。下多紫黑血块，小腹及腰疼痛，急延余诊。

诊断：诊得脉弦细数，且弦为春脉，细数为热脉。当兹季春之际，阳气大盛，加以客冬亢旱，温热之气犹多，人多不觉，再伤辛热，二因为祟，侵犯冲任血海，致成崩下。

疗法：用和血清热止崩之哀以治之。

处方：生地黄一两，白芍四钱，丹皮三钱，黑栀子二钱，黄柏钱半，丹参四钱，香付二钱半，棕炭二钱半，莲房炭二钱，血余皮三钱。

次诊：前方服二剂，血减半，但腰腹痛不除，仍用前方加减。

次方：依前方加泽兰二钱，狗脊三钱。

效果：前方服二剂，而血崩止矣。再用调养气血数剂，康健如常。

（《杏林医学月报》第六十四期　1934 年 6 月）

案 9　血 崩 暴 下

李秋铭①

同邑新屋村赖钟氏，二十余岁。行经恼怒，血崩暴下，历二日夜，暴下如注，自汗淋漓，床下置灰罗，为血渗透，起坐皆晕厥，卧不敢动。家人惶恐，方药难投。及予诊时，神昏气殂，切其六脉沉细如丝，不分至数。观其颜色，则黄白如死灰。急用艾灸关元穴，七七四十九壮，血崩略止，神气略苏。用芎归胶艾汤，加天雄、干桂、黄芪，暂有喜色，六脉可按，迟而无力者，复用补中益气汤，加白芍、胶、艾，则崩止而进食。后用归脾汤，加白芍而愈。考其致

① 李秋铭：广东宝安葵涌（今属广东深圳大鹏新区）人，祖传五世医。曾任南京国民政府陆军第四军司令部军医长，宝安普爱医院医生。20 世纪 30 年代在香港行医。著有《存本草堂六科方案》《存本草堂医学一知》。

病之因,恼怒伤肝,肝受伤而克脾,脾虚不能统血,血从经水而暴下也。

(《杏林医学月报》第六十八期　1934 年 10 月)

案 10　血　　崩

陈莲峰

沙堤吴良者,其母年少守寡至四十余岁,忽患血崩,中西杂投百无一效。闻余名乘舆来诊,其脉虚而带芤,兼见代脉,面色灰白,肢厥如冰。余曰:此证原可治愈,特资本太多恐汝舍不得耳。良曰:果有把握,无不听命。余即拟保元汤加附子、当归、白术、阿胶、六汗①、久地②,重者至四五钱,轻者亦二钱,另以鹿茸一两研末,作十次冲服。半月后颜色大好,而脉亦不停止,以当归建中汤加黄芪八钱,高丽二钱,服至二十余剂,饮食如常,崩亦不至,遂不服药。距至次年春间,木旺肝动又崩一次,再来就诊。余以养荣汤加鹿茸一钱,与服遂愈,仍令间服黄芪建中汤加川椒,自此病不复作矣。

(《医学杂志》第八十二期　1935 年 4 月)

案 11　虚症血崩误瘀

朱谷声

石姓妇,年可三十而外,患经停两月,并无妊娠现像,一日陡然漏崩,血注频频,延医以泽兰等以瘀血为治,服下愈注愈烈,似难再持,因速余往,以图补救。诊后见患者头痛身热,口不大渴,四肢软麻(微痉状),脉象芤濡,舌苔薄而微黄,血虚风动,浮阳上升,危危然有成痉之势! 处方如下。

西洋参一钱五分,生、熟地各四钱,杭白芍二钱,当归全一钱五分,於潜

---

① 六汗:即续断。
② 久地:即熟地黄。

术（土炒）一钱五分，云茯苓三钱，炙甘草八分，地榆炭二钱，茜根炭二钱，钩藤钩（后下）三钱，炒甘菊二钱，石决明（先煎）五钱，藕节（洗净）三枚。

复诊：血下止其大半，精神稍振，头痛渐减，脉亦平和，惟不时仍有眩晕之象，血去过多之故也。（此节系简写情形，非当时医案，下同）

太子参一钱五分，生、熟地各四钱，杭白芍二钱，当归身一钱五分，於潜术（土炒）一钱五分，炙甘草八分，地榆炭二钱，川续断一钱八分，三角胡麻一钱五分，明天麻八分，炒甘菊、石决明（先煎）五钱，藕节（洗净）三枚。

三诊：下血渐愈，头痛仍有微微，脉象又未能离去虚状，舌色光而带痿，营阴耗散，未能骤复也。《经》谓散者收之，衰者补之，即宗此意为治：

太子参一钱五分，大熟地四钱，杭白芍二钱，当归身一钱八分，於潜术（土炒）一钱八分，炙甘草六分，炒甘菊二钱，川续断一钱八分，三角胡麻一钱八分，川石斛二钱，阿胶二钱，淮山药四钱，赤石脂二钱，炙棕榈皮一钱八分。

（后略加进退，两帖告愈）

按：此证纯肝脾失职，统藏不能健全。无怒气冲肝，故不须行气；所谓"气为血帅"，仍不离对气滞而言，气行则血随也。又因患者素禀尚健，且无十分高热，故无口渴怔忡，（初起微微）只有头眩而已；而治法始终，亦但须清补营阴，潜抑浮阳，填涩中下，培复统藏也。至于信瘀为治，失之远矣！

（《中医世界》第九卷第二号 　1935 年 12 月）

案 12　妇女血崩危症之治验

杨新华

我在客岁（廿四年）仲春，治愈一个女子血崩危症，颇有记载之价值。缘血崩为女子常有之病，重者治之稍迟，或治不得法，往往玉碎香销，死于非命，抛夫弃儿，洵可哀悯！轻者迟治误治，亦能轻重转危。故我对于一切血证，精益求精，尤其是血崩一门，非常研究。廿余年来，凡遇血崩之症，不论轻重，治之颇称顺利。兹所欲记之血崩治案，病势尤觉险重云。

病者杨秀鸾,年四十三岁,我之从姑母也,适新享乡新寨村陈逢吉文为妻。素体虚羸,数年以来,尝经有妊而胎坠者二次,我每劝其多服双补气血之药,以冀恢复健康,假若再受孕时,更宜按月裁方服药,以为保胎之计,庶可无虞陨坠。顾我劝之谆谆,她却听之藐藐!迨客春二月,她因操作太劳,伤胎腹痛(怀胎已近七个月),她竟误服万金油多量,以图止痛,遂致胎坠血崩。她的丈夫,径请西医某君,为之注射止血,兼服药水,讵料血止不及一二小时,依然崩溃如故,继续注射多次,终告技穷。迟至冀晨,血崩愈剧,险象环生,始改聘我图救治。此时呕哕频频,神倦声低,心跳耳聋,虚晕欲脱;面反微赤,舌干反燥,脉象反浮大有力(此非火之实,乃心脏之兴奋,大气之紧张,所谓见寒假热,大虚有实象也)而血出源源,仍不少歇。病家一面延我诊视,一面预备不测之事,请新女婿,召新嫁女(其次女嫁下寮村,仅二个月),危可知也。我诊断后告病家曰,病虽免危急,尚有生机,不过药须重方,法勿守常,治大病须用大方,出多血须用多药。爰拟一方,雄师急起,大补大温,大封大固,填屡溃之堤防,挽欲倒之狂澜。

花旗参六钱,炒党参一两二钱,炙甘草七钱,大北芪一两,大当归一两二钱,熟地黄两半,赤石脂两半,川杜仲一两,于白术六钱,炮黑姜二钱半,山萸肉七钱,生龙骨一两,生牡蛎一两。

水七碗煎成四碗,每次饮三四分,分多次与之。服后血崩渐少,神气渐安,此剂服完,血崩已止。是晚煎渣再服,明早延我再诊,险象多已告退;惟觉神倦畏寒,食谷欲呕,脉象转为艽迟,为溲溺之时,血仍随溺并流,是崩症告愈,转为漏血慢病也。仍为守用前方,删去熟地、炙草,加入吴萸、焙附、阿胶数味。翼日再诊,漏血亦止,人已向安。仍守前方,且照从前重量,惟略进退一二味而已。如此日日诊视,略改药味,而重量未敢稍为减轻。计六天共服六剂,总重七十余两。至第七朝,就改每剂为五六两,半月之后,始改每剂为二三两。更方多次,方多不克备录,大意双补气血,坚固管壁者近是。调补四十余日,健康胜于从前,不特病家喜出望外,我亦觉得其乐陶陶也!然我还要补些闲文,血崩之病,有因外感,有因外伤,有因瘟疫,有因热迫,有因多欲,有因怒气,有因虚寒,有因劳倦。是故执我此法,以统治一切血崩症,谓之胶柱鼓瑟。讥我此法,为偏尚温补止涩者,谓之吹毛求疵。而彼不分皂白,刻舟求剑,单借收敛血管一二术,以统治一般血崩者,遇症之轻者或有效,过病之重者,岂不误人也哉。

(《光华医药杂志》第三卷第八期 1936 年 6 月 15 日)

案 13 女科血寒络热崩漏证

张相臣^①

病者:赵右,年三十六岁。寓天津法租界同善里,丙子年十月初五日诊。

症象:素壮健,行动操作饮食照常,无羸象,血分时多时少,或崩下,或漓淋不止,少腹或微痛。近日,血分大下,脉沉迟而涩,显于两尺。

原因:不节房事,伤及冲脉,瓜果冷食,有欠卫生,服他医固经丸,滋阴凉涩,血下更多。

诊断:漏血已久,体虽壮而气不摄血,尺脉沉分迟涩,显系冲脉虚寒,络有虚热,血室有瘀之征。

疗法:遵仲师《金匮》黄土汤法。假温脾而温冲脉,热则流通,瘀滞藉或可下。加以柏叶、竹茹,可清络热,炙耆、棕炭、炒蒲黄,提气以止新血,庶可有济。

处方:干地黄四钱,黄芩钱半,土炒白术三钱,附片二钱,炙甘草二钱,贡阿胶三钱(研末,分二次烊化),炙箭耆四钱,炒棕炭三钱,炒蒲黄二钱(半布袋煎),炒柏叶三钱,青竹茹三钱,灶心土两半(熬水煎药)。

再诊:昨方一剂,分二次服,脉渐缓和。十服药后,血下而有黑紫块二枚,现已血分渐少,但觉身软无力,胸心微有烦热,似宜清补养血,益阴四物去芎法。

再方:当归身三钱,九蒸熟地三钱,白芍药二钱半,潞党参二钱半,云茯苓三钱,炙粉草钱半,炙箭耆三钱,贡阿胶三钱(研钱,二次烊化),鸡血藤片四钱,炒柏叶二钱半,带心大麦冬二分半,青竹茹二钱半。

---

① 张相臣(1867—1955):即张树华,字相臣,原籍河北青县(今属河北沧州)。幼习医道,21 岁出诊。曾被聘为"冯国璋代总统府医官",裘庆元评价张相臣曰:"先生于公余之暇,更出而疗治民病,刀圭所至,无不春回。"著有《蘡薁轩丸散真方汇录》(现藏于苏州图书馆)、《张相臣增按巫斋居士原本达生篇》。

效果：再方稍有增减，连服四剂，血止气充。嘱以鸡蛋、腐浆、芋头、鳆鱼、海参、羊肉等滋补食品，注意卫生而痊。

（《国医砥柱月刊》第一期　1937 年 1 月）

案 14　血 崩 验 案

吴文尧

旧年暑假，余适从杭州返东阳，不数日距故乡数里，有友人奚君来访，言其内人周氏患血崩症，已二旬有余，经数医治疗，均告罔效，痛苦异常，而奚君因余知医，邀往诊治，兹将诊治验案详述如下。

周氏　现年五十，体质素弱，诊其脉象弦数，苔黄白而干，经事淋沥如崩，色鲜红，饮食不纳，而无华色，形体瘦削。余观其症状，崩中虽是血症，而实则由于气虚也。盖气为血之先导，血乃气之依附，气行则血行，脾虚不能统血，更兼积热在里，迫血妄行，以致淋漓如崩，余随拟方以大剂胶红饮与服一剂。

阿胶一两（米拌炒成珠），全当归一两，西红花五钱，冬瓜子五钱，新会皮三钱，紫丹参三钱，北沙参三钱，绵黄芪三钱。

方义：阿胶甘平，清肺滋阴，潜伏血脉，与米拌炒，以益太阴脾土。以全当归之甘温，生血和血，佐以紫丹参、西红花之甘温，去瘀生新。冬瓜子、北沙参之甘寒，泻其热而清肺火。新会皮、绵黄芪之辛甘，益其元气，而壮脾土，使脾能摄血也。

翌晨，奚君又来邀往。诊其脉，颇有起色，血行骤减，余因周氏平日情志挹郁，所以仍将原方加以白芍药、女贞子，以白芍药之酸寒抑其肝木，女贞子之甘寒益其肝、肾，令服二剂。

隔数日，余应李君之请，途经奚君宅前，故乘便入门探望。见周氏面呈红色，据周氏言：二剂服后，其效神速，血崩尽止，诸恙霍然，现饮食如常矣。老胶红饮治血崩确有奇验，余曾将此方治血崩者多人，均获奇效也。

（《现代中医杂志》第四卷第一期妇科病专号　1937 年 5 月）

案 15　产 后 血 崩

孙道明

高右　产后八朝,恶露不下,骤然崩下瘀块,微寒灼热,汗泄甚多,头眩耳鸣,纳谷减少,肢节酸楚,舌前绛后半黄腻,脉六部虚细而涩,暂拟牡蛎散佐以祛瘀。

杭菊钱半,炒当归二钱,炒川芎八分,酒炒白芍钱五,荆芥炭钱五,煅牡蛎三钱,煅龙齿三钱,云茯苓三钱,云茯神三钱,紫丹参二钱,焦查炭三钱,新会皮钱五,带壳砂仁一钱(后入),法半夏钱五,红枣四枚。

二诊:崩放已止,寒热亦退,惟虚热频频,自汗未敛,耳鸣头眩,纳谷减少,项颈瘰疬满布,系血虚湿热内生也,舌绛已退,苔腻,脉两关涩浮,左寸浮虚,前法见效,今拟佐以清补。

土炒当归二钱,土炒白芍二钱,杭黄菊钱五,潼蒺藜三钱,云茯苓三钱,云茯神三钱,煅龙齿三钱,紫丹参二钱,新会皮一钱,炒淮麦三钱,焦谷芽三钱,酒炒杜仲二钱,生蛤壳三钱(杵)。

按先后二方,共服七帖,静养半月而痊愈。

（《现代中医杂志》第四卷第一期妇科病专号　1937 年 5 月）

案 16　经　　漏

孙道明

沈右　年甫不惑,奇经内亏,月信淋沥,忽然漏下不止,神识模糊,腰节酸楚,系去血多而筋失所养也,脉软细。治以和养安神。

吉林须五分(另煎),炒当归三钱,炒白芍炭二钱,血余炭二钱,炒香附二钱,蒲黄炭二钱,陈棕炭钱五,蕲艾炭钱五,九制熟地二钱,上沉香五分,杭菊钱五,大丹参二钱,西珀屑三分(冲),藕节炭一个。

案 17　经　　漏

孙道明

徐妇　经事延期,数旬不下,色淡红,卧则小腹有痞,胀坠不舒,此血虚挟滞所致,脉来两关浮涩而缓,右尺沉微。法拟补养理气治之。

狗脊片二钱(焙),炒川断二钱,清阿胶二钱,地榆炭二钱,炒川芎八分,炒当归三钱,生白芍钱五,云茯苓三钱,盐水炒会皮钱五,盐水炒香附三钱,紫丹参二钱,茺蔚子三钱(微炒)。

按先后两证,均服四剂而见瘳。

案 18　血　　崩

王子衡

女仆王萧氏,年四十七岁,于二年前得血崩漏症,时轻时重,服药永未治愈。戊寅春二月,承友人介绍,来舍佣工。三月廿日,因连日做活,稍费气力,血又流多,身体即弱,向余言拟回家养病。余问是何症,其述得崩漏症,已二年余矣,若不做活善养则血少,若做活稍费力则血流多,服药曾经中西医士数人,永未除根,轻时做活亦无妨碍,重时行步艰难,此次最重。余诊其脉甚弱,拟与补剂令服之,又想吾乡药价甚贵,其每月所得辛金,家人还待糊口,忽忆吾老夫子所著《衷中参西录》五期论血崩治法,内载有治血崩简便方,余即遵法制成,令其服之,服后腹中觉胀,即愈强半,次日又照服一次,痊愈矣,今已数月永未再犯,身体甚是康健,今将此方录后,望介绍给患者是盼。

青莱菔,生捣取汁,调入白蔗糖数匙,微火炖温,陆续饮至三大杯即愈。

(《国医砥柱》第三卷第十一·第十二期合刊　1939 年 2 月)

【编者按】

崩漏一症乃妇科大病,有因外感,有因外伤,有因瘟疫,有因热迫,有因多欲,有因怒气,有因虚寒,有因劳倦。其证候有虚、实两端,虚者多见于脾气虚、肾虚,实者多见于血热、血瘀,或虚实夹杂,临床辨证需分清虚实寒热,是否夹有瘀血。治疗以"急则治其标,缓则治其本"为基本原则。如小产后瘀血内阻,经行或崩或漏,久则血虚者,可用胶艾四物加减治疗,遇血大下,则急则治标,给予羚角、西洋参、鲜生地、玄参、龟板、墨旱莲、石决明、钩藤、阿胶等清热凉血止血之品;现四肢厥冷,冷汗淋漓,神志恍惚,目珠上泛,面㿠唇白,呼之不应,脉沉微欲绝等阳气欲脱之症,则急需进淡附片、淡干姜、别直参、黄芪、山茱萸、怀山药、陈阿胶、蕲艾炭、海螵蛸等温补之品,以回阳固脱,益气摄血;血止之后脾气虚,可用补中益气汤;心脾两虚,可用归脾汤加减;寒热错杂者,可用《金匮》黄土汤法。

第四节　月　经　后　期

案 1　月　经　后　期

王慎轩[①]

卫(道前街)　玉体素弱,泛水递少,或四旬一至,或三月两来,此是天一之癸水不足,难以催动月泛,太冲之血液不盛,无以化为经水,血虚不荣于

[①]　王慎轩(1900—1984):浙江绍兴人。著名中医学家、中医教育家、妇科专家。早年毕业于浙江第五师范学校,是丁甘仁创办的上海中医专门学校的早期学生。1924 年迁居苏州,又从师妇科名家缪康寿,后在浙江会馆悬壶应诊。创办"苏州女科医社",曾执教于江苏省中医进修学校(南京中医药大学前身)和北京中医学院(现北京中医药大学)。著有《胎产病理学》。

面,面无华色,气寒不温于腹,腹有冷痛。痛而喜按,知其属虚,痛而喜热,知其属寒。劳则虚里动跃,心脏之血液衰也。烦则清空掉眩,头部之血液虚也。神经乏血液之荣养,神机为之不灵。大肠乏血液之滋润,腑行为之不畅。舌质淡白而少苔,脉象弦细而无力。审察症候,参合色脉,确系癸源衰少,冲脉虚寒,拟沈氏决津煎加减。

全当归三钱,大熟地四钱,紫丹参二钱,抱茯神四钱,灵磁石五钱(生打),紫石英七钱(煅打),炒乌药一钱,制香附二钱,玄胡索一钱,广郁金七分,干石菖蒲五分,沉香片七分,肉桂心三分。后二味,研细末,饭为丸,淡姜汤送下。

按:此方服三剂,腹痛已轻,头眩亦减,神机较灵,腑行略畅。复诊去灵磁石、石菖蒲、沉香片、肉桂心,加柏子仁三钱、川泽兰二钱、川牛膝二钱、沉香曲三钱,服八剂。第三次来诊,月经适至,经期已准,诸恙均愈,复与八珍汤加减。病者感谢再三,欣然受方而去。

(《国医杂志》创刊号　1934 年 3 月 3 日)

第五节　月经过多

案 1　脾虚月经过多案

吕(上海)　脾虚生湿,肝旺生热,热动荣分,湿注胞宫,黄带连绵,经行太多,苔薄黄而腻,脉弦细而滑,拟加味归脾汤加减。

粉丹皮二钱(炒),焦山栀二钱,荆芥炭一钱二分,云茯苓四钱,炒白术二钱,清炙草六分,绵黄芪二钱,炒归身二钱,炒枣仁三钱,乌鰂骨五钱(煅),左牡蛎五钱(煅),福泽泻二钱(炒),陈广皮一钱二分,牛角鰓炭三钱。

按:此方服三剂后,黄带即减,再服四剂,经来亦少。复诊去乌鰂骨、左牡蛎、牛角腮炭、炒枣仁、绵黄芪,加制苍术八分、川柏炭八分、白槿花一钱、炒蚕豆壳三钱,嘱服十剂。后因其姑来诊,询知病已愈矣。

(《国医杂志》创刊号　1934 年 3 月 3 日)

第二章　带下病篇

案 1　青　　带

秦伯未[①]

邱右　带下青黄，绵绵不断，三载于兹，服药无济。夫色青属肝，色黄属脾，肝热脾湿合而为患，带脉不固，乃下浊物。本此立方，以观动静。

软柴胡五分，淮山药三钱，绵茵陈钱半，炒白芍二钱，大芡实三钱，车前子钱半，川黄柏一钱，云茯苓三钱，黑山栀钱半，陈广皮一钱，白果肉五枚。

（《中医世界》第二卷第九期　1920 年 9 月）

案 2　前阴痛

赵碧瑛

提要：妇人年近五十，忽然前阴疼痛甚烈，似动肝风，昏迷不醒，进八正散泻肝等方无效，改投滋阴平肝，愈四五小时，复还原状。

方案：肝主藏血，虚生燥，内风动而上升，则昏迷不醒，相火逆而下窜，则前阴作痛。起于猝然者，肝性急也。苦寒无效者，非实也。拟仲景脏躁例

---

　　① 秦伯未(1901—1970)：名之济，字伯未，号谦斋，上海陈行(今属上海闵行区)人。毕业于上海中医专门学校，1923 年毕业留校任教，并在上海同仁辅元堂应诊。曾创办"上海中国医学院""中医指导社""中医疗养院"。1955 年任卫生部中医顾问，并执教于北京中医学院。著有《清代名医医案精华》《谦斋医学讲稿》《秦氏内经学》《内经类要》等。

治之。

陈阿胶钱半,大白芍钱半,煅牡蛎五钱,炒条芩钱半,炙甘草六分,炙鳖甲四钱,京元参钱半,小麦三钱,大枣三枚,炒杭菊钱半,苦参片钱半。

（《中医指导录》第二卷第二十期　1934年1月）

案 3　黄　　带

沈(老西门)　湿热下注,带脉为病,黄带连绵,腰骨酸楚,舌黄腻,脉弦滑而数,拟易黄汤加减。

川黄柏八分(盐水炒),炒白术一钱五分,淮山药三钱,剪芡实三钱,云茯苓三钱,粉萆薢三钱,车前子三钱,苦参片八分,厚杜仲三钱,川断肉二钱,白果肉七枚(打冲)。

（《国医杂志》创刊号　1934年3月3日）

案 4　白　　带

陆(带钩桥)　白带甚多,来如清水,大便溏泄,面目浮肿,脉象濡迟,恙延多年,图治非易。

炒白术二钱,潞党参三钱,炒甘草六分,带皮茯苓四钱,陈广皮一钱,大腹皮二钱,冬瓜皮三钱,防风炭一钱,焦白芍一钱五分,淡干姜四分,炒扁豆衣三钱,干荷叶一角。

陆(二诊)　浮肿略退,便溏亦减,白带尚多,肢体乏力,脉象濡软,再宜前法加减。

煅牡蛎四钱,花龙骨三钱,乌鲗骨四钱,炒白术二钱,云白茯苓四钱,炒甘草五分,淡干姜五分,扁豆衣三钱,炒冬瓜皮三钱,陈广皮一钱,白果肉七枚(打冲)。

陆（三诊）　便溏已止，带下亦减，投剂合度，再守前法出入。

左牡蛎四钱（煅），乌鲗骨四钱（煅），赤石脂四钱（包），炒於术一钱五分，潞党参三钱，云茯苓三钱，福泽泻一钱五分，陈广皮一钱，炒苡仁三钱，白果肉七枚（打冲）。

（《国医杂志》创刊号　1934 年 3 月 3 日）

案 5　外 阴 瘙 痒

邓靖山[①]

　　年前治一妇，阴户瘙痒，经年不愈。曾用酸甘苦辛祛风、去湿、寒热药俱无效。余着以生盐煎水洗之，亦不效。后悟出服药有冷服法，再着其煎盐水候冷洗之，他洗片时，有胶流出，胶出后，洗去胶立止。三次痊愈，不再发作矣。

（《杏林医学月报》第六十四期　1934 年 6 月）

案 6　带 下 成 漏

李秋铭

　　同邑白水塘乡陈李氏，三十岁左右。患带下成漏，臭气四溢，可卧不可坐，坐则下如漏卮，污垢床席，苍蝇毕集，家人恶之。而止带涩肠之药，服之殆尽，迁延数月，骨瘦如柴。延予诊时，臭恶之气，中人欲呕，切其左右关尺，浮滑而无力。知为气血消耗，痰湿乘虚而入膀胱，使腐败精液渗入血海，予用补中益气汤，重加樗根白皮、秦皮、鸡冠花，排泄臭带。三剂而稍止，略增食欲。后用归脾汤，加胡芦巴、鹿角霜，数剂以暖下元，而收涩滑流。再用白

[①]　邓靖山：《杏林医学月报》称邓氏"内外全科，精医花柳疮疡"。其在 1933—1937 年发表介绍自己的临床经验文章 50 余篇。

毛乌肉竹丝鸡炖当归、阿胶而愈。

（《杏林医学月报》第六十八期　1934 年 10 月）

案 7　毒　性　带　下

许崇礼

病者：林女士。

病名：毒性带下。

经过：女士甫于去冬结婚，乃夫黄君，亦年少翩翩者，故秦楼楚馆，时亦涉足，而无情梅毒，竟以感染。闻受毒后，亟就西医注射六〇六，在医治期中，借言外出，故家人弗知。今春偶归家中，意兴阑珊，竟忘其病，而与女士燕好，因传染得病。每日下赤带多次，初则不甚痛苦，继乃每带下时，少腹刺痛，且所下赤带，竟如脓血状。就医某妇科，多以寻常带下治之，历一月余，毫无影响，君乃偕来问诊。予就诊之余，多方究问，君始附耳吐实，予乃恍然，悟前医以赤带治之无效之故，因晓之曰：幸君梅毒感染尚浅，且就医将愈，故虽传染于内人，而未发生其他症状，而前医粗心就诊，不究底蕴，以寻常赤带施治，所以无功。因施用利湿解毒药内服，外用药水灌洗而愈，故诊断周详，为医家第一之要务。

处方：生金银花四两，连翘三两，薏米仁四两，赤茯苓四两，丹皮三两，赤芍三两，黄柏三两，黄芩三两，生草梢两半，清热解毒露冲服。

服三剂后改服下方：金银花四两，连翘三两，当归三两，黄芪二两，茯苓三两，丹皮三两，薏米仁四两，生甘草两半，泽泻三两。外用明矾水洗涤阴户。

（《光华医药杂志》第二卷第九期　1935 年 7 月）

【编者按】...

带下病总与湿相关。傅青主认为："夫带下俱是湿症。而以'带'名者，因带脉不能约束而有此病，故以名之。盖带脉通于任、督，任、督病而带脉始病……故病带者，惟尼僧、寡妇、出嫁之女多有之，而在室女则少也。况加以脾气之虚，肝气之郁，湿气之侵，热气之逼，安得不成带下之病哉！"带下病辨证要点以辨带下量、色、质、气味为主，辨明寒热、虚实，并结合患者兼证、舌脉进行整体辨证分析，根据辨证分型给予治疗。湿热下注者，可予易黄汤加减治疗；脾气虚者，用四君子、补中益气汤或归脾汤加减；久带下元亏虚者，可用胡芦巴、鹿角霜等温补下元；湿毒重者，用清热解毒利湿之品，如金银花、连翘、黄柏、黄芩、生甘草、生薏苡仁等，外用药物有明矾水洗涤，外阴痒者可煎盐水候冷洗。

第三章　妊　娠　病　篇

案 1　妊娠下痢医案

俞道生[①]

桂、附、干姜，中医书谓为碍胎，不宜轻用，虽然，亦当视其体质何如耳。若体偏阴寒，能专用多用，反有安胎之效。仲景《金匮》治妊娠腹痛，小腹如扇，用附子汤。暨余近时治验一症，可证也。洙泾赵桂馥之室人，平日素患五更泄泻，时发时愈，血中之真火，本属不足，肠胃消化之功用，因之失畅。丙午九月间，适该氏怀孕之后，其泻转甚，因就医于苏垣极时之医，方用左金丸，每剂七分，及黄芩、白芍等药，计服十有七剂，合黄连一两有余，变为痢下五色。脓血杂见，腹痛不纳，脘中懊侬异常。就近医治，以为胎已损坏，必须用药达下。其家徨急万分，于十月十三日傍晚，遣价飞划相邀。次日黎明，即泛舟往视。诊其脉弦滑而软，格阳于上，两颧发红，舌苔薄白，并不见黑，胎之不动。以病体疲惫，失其护养，非胎死腹中也。即进以桂、附、理中辈温热之药，痢下稍减，颇觉相安。其家喜甚，留余复诊，以冀转机。至暮胸中满闷，泛逆频仍，痢下复甚，家人恐终不起，相向而哭。余曰：药与病应，已见微功，惟病重药轻，一时难达目的。此必肠脏阴寒太甚，上冲于胃，胃气不得下行，入暮阴气用事。寒为阴邪，同气相感而病甚也。务须每日午前服药一

[①]　俞道生(1866—1931)：原籍浙江乍浦，少时居于金山县干巷(现隶属上海)，改姓俞。受业于张堰甬里名医侯六如，学成悬壶于干巷镇，擅长内妇科，兼治外科。《俞道生医案》由王文济搜集整理，1988年出版。

剂,临晚继进一剂,先发制之,以敌其一夜之阴寒,庶几使阴霾之气,转为阳和,病可治也。于是即前方加重分量,昼夜并进,痢遂日减,胃纳渐增,更参仲景桃花汤塞因通用,痢下顿止。惟稍有便溏而已,遂处膏滋调理。方中仍重加姜、附、瑶桂而瘥。次年三月间产一女,母子俱安。蒙赠洞垣一方额以志感云。

(《医学报》第一百二十五期　1909 年 10 月)

案 2　胎动下血治验

赵式训

　　同族某氏妇,体质颇弱,旧岁冬日,孕已四月,因稍劳,忽胎动下血不止,其家人急邀往诊治。至则见其失血过多,势将不支,脉见芤迟,颇为危险,乃取急则治标之法,命速购生箭蓍八钱,炮姜二钱,煎汤灌之。服后若干时,血应手立止,继用佛手散加杜仲、续断、桑寄生、益母草、炙甘草,两剂而安。今夏产一男,母子均安。其家人感救治之捷效,因赠来姜酒数事以表谢意焉。

　　按:胎下血,由于妇人体质素弱,不善摄生,操作不节所致。其见证忽然下腹疼痛,胎动不安,阴户流出鲜血,甚至眩晕厥逆者,为妇人最不幸之症。设无标本兼治,必致漏血不止,甚或致二命。是以医者审症用药,必须谨慎,如得其法,奏效甚捷。近世无识之辈,辄讥国医不合科学,殊不知国医早经过科学途程而臻哲学化,否则何以能奏如斯之捷效耶。惜乎国人头脑简单,只知相承口授,固守不知变通,甚则蹈秘而不宣,宁失不传之陋习,诚二大憾事耳。今受内忧外患之激刺,欲谋振与,不得已又要再借科学以为向导,俾得向原路以寻回其宝藏,始可夸耀他方,指示来者。盖国医学之精深,实非浅尝者所能加以批评,深信将来更为世界万国所崇奉为医学之正宗也。

(《中医杂志》第三十期　1920 年 9 月)

案 3　妊娠重症治验

凡病不外虚、实两途，虚实之明显者易见，虚实之疑似者难分。今人每以疑似之间，多不审察其究竟属实属虚，任意开方，以为己之能事尽矣。至其病之愈与否，一听自然，殊失医家本旨。

九江新坝街有陈姓妇者，年约三十。于七月杪，患咳嗽寒热往来，服金鸡纳霜圆得止。越二日而寒热又作，及后无寒独热，每作于下午，夜央尤甚，缠绵不退。渐加肢肿，足胫更剧，少腹亦肿，日见其大，上至大腹，渐连及胸，胸脘闭塞，嚓气无力，不能纳食。连经数医，大都疏风利湿、宽中行气、和解开胃等法，讵病有加无减，气息奄奄，几难支持矣。九月初四始招余诊，六脉滑数，左部带弦，右部稍逊，舌白少津，形容萎瘦，面浮唇白，便闭溺少。细询月事，平时尚调，今已有五月未行，据此参以脉症，径断为怀妊偶感，迁延成虚，脾不输运，水液泛溢，则为子肿；肺失肃阵，气机窒碍，则为痞嗽；营血绝生化之源，虚阳失潜藏之所，则交阴分而发热；阳无阴不能化气，府乏津以为润濡，则溺少而便闭。治以潞党二钱，野术二钱，炙草八分，山药三钱，菟丝子三钱，当归身二钱，白芍三钱，陈皮八分，砂仁五分，藿石斛三钱，桑寄生三钱，白苎根三钱，嘱服三剂。当时旁有谇药性者，谓病人言腹无动静，否认怀妊，但气闭难堪，亟求攻下，补药增闷，恐非所宜。余以症象，虽似乎实，本源究由于虚，攻则危险，敬谢不敏矣。病家与余反复辩论，经余再三解释，始得如数服之。复诊胸部稍松，舌白见润，遂于原方去寄生、苎根，加入黄芪三钱，熟地四钱，参术加重一钱，嘱服四剂。而病人以烧肿咳嗽未减，犹豫不决。余告之曰：若非虚症，迭服前医之方当有效，进此培补之剂，必增剧，今反是，复奚疑，果坦然。遵服三诊力起稍减，胸复渐宽，浮肿较消，二便通调，胃气来苏，惟咳嗽频仍，再守效方，减砂仁、石斛、菟丝子，加入五味一钱、山萸二钱、杜仲三钱，嘱守服勿懈。至此成效已见，坚信余言，连服十剂，竟获痊可。愈后匝月，闻产下死胎，而产妇饮食起居如常，使前医无攻伐之品，胎何致伤,后非投大补药,则妊妇气血枯竭,无水何能行舟,胎陷腹中,生机已绝,或胎下而妊妇亦随之俱陨矣。因思先哲云:至虚有盛候,反泻含冤,正为此等症说法,三复斯言,可不慎哉。

(《中医杂志》第十三期 1924 年 12 月)

案 4 孕妇寒中少阴厥症治验

胡天宗

大佛镇张来贵之长媳王氏,年二十七岁,身怀八月,小巧身材,于本年正月间,厚食煎炒,忽患脐腹疼痛,时起时伏,兼嗽而呕吐,寒热无汗,得饮便呕,得食即吐。彼家以为感冒伤风,毫不介意。延至旬日以外,腰膂头腹俱痛,胃吐不能进食,忽然半夜昏厥,人事不知,揪刮始苏。苏后奄奄一息,目不见人影,房中烛耀,视不见火光。病家以为有邪鬼,一面专人往卜筮家占卦,次早延予诊视。按脉沉迟,舌苔薄白有津,唇肌、指甲色淡,肢凉气短,精神顿挫,双目瞑瞑不见,呼之不应,病者自叫难过,口虽渴而不欲咽,形势极危。旁观视之维艰,力求挽救,忝居邻近,情固难辞。鄙人再四思索,怀孕八月之久,手阳明脉养胎,其经属大肠,此时胎儿九窍皆成,断为寒中少阴,以致脐腹痛而呕吐,以寒邪挟肾水而上凌于心,寒闭胎窍,故心胸难过,寒入则命门火衰,肾寒则子宫亦寒,手足厥冷者,脾胃寒极之兆也。久吐必伤气分,脾胃空虚,瞳人内含液少,不能反应外光,视不见物。症延多日,宗气大虚,清气不升而无神,浊气不降而痰聚。《内经》云,气脱者,目不明。当温补,急用散寒救胎温之。遂用野台参、当归各一两,土炒祁术五钱,怀山药八钱,木香、炒吴萸各四分,制香附、附子、肉桂、干姜、甘草各一钱,诚恐党参力薄,复另买别直参三钱,浓煎冲服。药服三小时,肌肤四肢温暖,二渣服下,更静人事清白,神气大振,目光视可见人。次早延予复诊,鄙人敢言恭喜,接进补中参归脾汤出入,四剂已收痊功。按此症口渴不欲咽饮,断为真寒假热,甲白唇淡,知为少阴中寒。若不辨症明晰,稍加寒性药味,其祸害可胜言哉。

此案有胆有识,足为后学之导师,惟附子为堕胎百药冠,恐与法律上有抵触。

(《绍兴医药学报》第十四期　1925 年 2 月 10 日)

案 5　妇人转胞症治验

张汝济

小便不通之症,有肺虚、蓄水之分,及下焦宿寒兴、蕴热之别,不可执一法施治。肺虚者,两寸脉微弱,气短声嘶,因小便不利,积成水肿,宜重用生芪,再少加以利水之药治之。蓄水者,小腹胀满,欲便不得,宜以加味五苓散治之。下焦宿寒者,小腹及腿膝时常觉冷,两尺脉沉迟无力,受寒尤甚,小便滴沥不通,宜以温通之,如椒目、小茴、威灵仙、桂枝之类。下焦蓄有蕴热者,膀胱肿胀,尿管闭塞,小便滴沥不通,脉沉而有力,宜以滋阴清火法治之,如黄柏、知母、白芍、滑石、海金砂之类。若夫妇人转胞一症,前法皆不相宜,惟用升提温补之法始可收效。考《金匮》云:妇人病饮食如故,烦热不得卧而反倚息者,何也?师曰:此名转胞,不得溺也。以胞系了戾,故致此病。乃用温补升提法,提其胞而转正之,俾胞系不了戾,小便自利矣。盖人身之气化,即天地之气化,天地将雨之时,必阳气温暖上升,而后阴云四合,大雨随之。小便不利者,亦往往因气化不升,郁于下焦,阻其升降流行之机,盖非升则不能降耳。故医者遇斯症,用一切利小便药俱不得愈者,投以升提温补之剂屡获奇效。曾治一张氏妇,年二十八岁,怀孕七月患斯症。两日不愈,昼夜呻吟不绝,立卧不安,遍投以利水滋阴诸药,卒不得通,后延余诊治。其妇言:有时恶心呕吐或咳逆,可通少许。余曰:此转胞症也。必因力小任重,以致气虚下陷,胞系了戾,故小便不通。偶因呕吐咳逆,则气机上逆,胞系有旋转之势,故小便可以稍通也。为拟以温补升陷汤,服一剂而小便通。方即生芪八钱,潞党三钱,升麻一钱,当归五钱,柴胡二钱,干姜五分,水煎服。

(《医学杂志》第三十二册　1926 年 8 月)

案 6 胎漏小产治验

丙寅七月,广州市十八甫天成公司梁仁轩先生令正,患胎漏小产。年每孕数月即胎漏小产,屡次调治不效,至丙寅夏仍小产,延伊周诊。其势已成,虽临时调补,亦不及矣。乃因在小产之后,用生化汤加减调理,恶露已清,乃开丸方调补真元。因诊后关尺脉弱,脾肾两虚,体丰湿盛,冲任不足,督脉亦虚,宜壮脾除湿,补肾培元。以於术一斤,党参四两,黄芪四两,杜仲八两,川续断八两,元肉四两,熟地八两,益母草八两,川芎四两,当归头八两,切细片,瓦煲煎取浓汁熬膏,入茸末一两,砂仁末一两,陈皮末一两,加法兰地酒三两,熟淮山粉收膏为小丸,焙干。每服三五钱,盐水下,每日吞服。丙寅冬再受孕,丁卯八月足月而产,母子康健胜常。梁先生因此在《新小桥报》登报,并印传单述其事焉。

(《中医杂志》第五期 1927 年 12 月)

案 7 妊娠子痫之治验

周小农[①]

孙云,青山湾。其室三十余岁,已育六胎。壬戌荷月怀妊七月,因天暑而旱,伏热夹积,而为白痢,日夜八九十次,临圊后重甚急,通宵不寐,胎气甚动,腰部且酸。二十五日延余诊。脉数疾如沸,苔黄腹痛,痢下白腻,口燥。询知曾服大烟过笼水,闭塞暑湿积滞,大非所宜。子宫因后重下滞,恐其流产,即令以粗纸垫于臀下,卧而便利,不许下床临圊。方拟清热解水毒,安胎

————————
①　周小农(1876—1942):字伯华,江苏无锡人。14 岁随父迁居上海,17 岁习医,先后师从无锡邓羹和、上海钱贻生、张聿青。后行医于沪,兼善堂医局特约诊务,并专任警署医职。1911 年,回无锡任《医钟月刊》编辑。撰有《惜分阴轩医案》《周小农医案》《周氏集验方撮要》《周氏集验方续编》《临产须知》等。

润导为法。

益元散三钱(荷叶包),扁豆花三钱,银花五钱,归身五钱,白芍五钱,川石斛三钱,白头翁三钱,川黄柏二钱,荠菜花一钱,黄芩二钱,野於术二钱,山查①二钱,赤沙糖二钱(同炒焦),贯众四钱,荷蒂五个,用野苎麻根一两五钱,煎汤代水。

另香连丸钱半,自敲苦参子五十粒,冰糖汤服。

二十六日复诊:服后便粪较白腻为多,腰酸畏烦,轰②灼多汗,肠炎肛热,溲赤,下积极秽,热毒深沉,兼夹肝气撑胀。妊娠患此,势属重险。

白头翁五钱,秦皮一钱,黄柏二钱,银花五钱,扁豆花三钱,大青八分,归身四钱,白芍五钱,川断五钱,石斛四钱,於术三钱,子芩二钱,防风根七分,川楝子二钱,用山黄土二两(掘地三尺取之),野苎麻根一两,煎代水。

另香连丸二钱,苦参子五十粒,冰糖汤下。又撑胀时用伽楠香八厘,上雄黄一分,鸡内金一具,研细冲服。

二十七日三诊:下痢已减,矢秽较多,右脉较濡,左脉尚形数疾,腰酸气滞,即痢轰热,口燥,暑积留恋。气血任带均伤,有流产虚脱之险,再扶元达邪,清热化积,兼路肝气。

鲜石斛七钱,北沙参五钱,地榆三钱,桑寄生五钱,竹茹三钱,金铃子三钱,淡子芩三钱,鲜青蒿五钱,白头翁五钱,秦皮一钱,白芍五钱,黄柏三钱,银花一两。另山黄土四两,荜草二两,野苎麻根二两,荷蒂三个,煎汤代水。

香连丸钱半,苦参子五十粒,冰糖汤下。清晨另服山栀仁末二钱。

二十八日四诊:子痢大减,白腻已少,便解秽气已轻,口渴腰酸均觉减少,得醋麻后,形神亦卓,脉左部数疾亦减。虚体热毒积痢,虽得轻松,还宜慎旃。

鲜石斛五钱,知母三钱,花粉三钱,竹茹三钱,桑寄生五钱,丝瓜络五钱,

---

① 查:即楂,后同。
② 轰:当作"烘",后同。

白槿花二钱,白微二钱,白头翁五钱,白芍五钱,秦皮一钱,金铃子二钱,黄柏三钱,黄芩二钱,陈关蛰二两(漂淡)。另山黄土三两,葎草一两,野苎麻根一两,煎汤代水。

香连丸钱半,苦参子五十粒,冰糖汤下。清晨再服山栀末二钱,荷蒂四个,研末,冰糖汤下。

下痢日夜仅数次,乡愚以为大幸。辍药不治,越一月流产,服参剂调理而瘳。

(《奉天医学杂志》第二十六期　1928年3月10日)

案8　妊妇患疟

蔡东荣

病者:琼府城内,吴氏妇,年十八岁。

原因:怀妊七个月,八月初旬,偶冒暑邪,治不如法,遂变热疟。

症候:患病已有一个月,连更数医俱不效。初延余治,余诊时,见其壮热气喘,间有谵语,烦渴,其疟寒少热多,发作几乎彻日,胎频振动,有不安之劳,口苦,舌苔黄白,小便赤涩,大便稀。

诊断:脉浮弦滑数,左右手同。据脉与症,必是冒暑邪,治不如法,则暑邪舍于阳明、少阳之间,故见壮热、烦渴、谵语之阳明症,口苦、寒少热多之少阳症。热既不休,将消烁阴血,阴血伤,其胎可得安乎?

疗法:治此病者,如沃焦救焚之不可缓也。先用加味逍遥散以解少阳之邪,又用玉女煎以泻阳明之热,再加止渴安胎之药以佐之。

处方:白芍三钱,当归四钱,生地黄五钱,茯苓五钱,柴胡二钱五分,葛根二钱五分,甘草一钱,生石羔五钱,栀子二钱五分,黄芩三钱,知母三钱,苡仁五钱,丹皮二钱。

次诊:前方服二剂,热减半,渴少,胎颇安,但寒热不退,仍依前方加减。

次方：白芍三钱，当归四钱，生地黄五钱，茯苓五钱，柴胡二钱五分，葛根二钱五分，甘草一钱，知母二钱五分，栀子二钱，丹皮二钱。

三诊：前方服二剂，诸症皆平，胎亦安，但寒热退不了了，又见日下痢数次，肚略痛。此系暑湿余邪，传于大肠所致。再用加味逍遥散同芍药汤加减以治之。

三方：白芍三钱，当归四钱，茯苓五钱，柴胡二钱，丹皮二钱，栀子一钱五分，黄连一钱五分，黄芩三钱，椰玉一钱，香附二钱，甘花一钱，苡仁四钱。

效果：前方服二剂，诸症悉愈，胎亦安，但神气虚弱，再用养气益血之药调理而康健如常。

（《杏林医学月报》第三十六期　1932 年 2 月）

案 9　孕 妇 霍 乱

病者：琼山郡城内，陈明记妇，年二十余岁。

原因：丙寅夏时行霍乱，因冒暑热，兼伤生冷，致成此患。

症候：初起时上吐下泻，腹绞痛，大渴引饮，恶热喜凉，四末厥冷，小便点滴不通。

诊断：已经二日，更医三位，均不见效。初延余诊时，见其面浮垢腻，舌苔白厚中间黄，脉沉伏，重按似有似无。合以上各症参之，系冒暑热霍乱无疑。察其形气，无甚危险，许以可治。

疗法：既冒暑热，又挟生冷湿邪，暑湿为祟，法当分解。先用白虎、芩、连以清暑热，再加胃苓、六一、木通之类，以渗利湿邪。但渗利之剂，多能堕胎，如畏不用，似无方法，竟与服。

处方：生石羔①七钱，知母三钱，茯苓七钱，苍术二钱半，朴根二钱半，陈

---

① 石羔：即石膏。

皮一钱,生甘草一钱,猪苓四钱,泽泻三钱,川连一钱半,黄芩三钱,木通二钱,加六一散五钱调服。

效果:前方服三剂痊愈,胎亦无损。《内经》曰:有故无殒信然。

(《杏林医学月报》第三十九期　1932 年 5 月)

案 10　孕妇咳嗽挟痢案

蔡东荣

病者:琼山海口区关厂坊,罗氏妇,年三十余岁。

原因:夏历元旦,天气严寒,人家度岁,未免过劳,致冒风寒,兼伤炒炙食,遂成此症。

症候:初起时,微恶寒,咳嗽,痰壅气促,口苦咽干,下痢日数十次,腰腹作痛,胎不动,颇形危急。

诊断:诊得脉浮滑,微带数,舌苔白厚,舌边红。据症与脉,乃系外感风寒,内伤炒炙,二因为祟,上则痰咳气壅,下则下痢急迫,上下交并,而胎不动,防有脱堕之虞。

疗法:症属二伤,法当两解。用香苏饮以散风寒,合二陈汤以涤痰饮,加平胃散以消宿食,再加前胡、款、苑、芩、连等止咳清热之品以治之。

处方:紫苏叶二钱,茯苓五钱,陈皮钱半,半夏二钱半,苍术钱半,川朴二钱,香附二钱半,前胡二钱,款冬二钱半,紫苑二钱,生甘草一钱,川连一钱,黄芩钱半。

复诊:前方服三剂,各症俱轻,转变头痛、口渴,于前方去平胃散、紫苑、川连,加芍芎麦茶以治之。

次方:紫苏叶钱半,茯苓四钱,陈皮钱半,半夏二钱,款冬二钱,前胡二钱,香付二钱,黄芩钱半,白芍三钱,川芎钱半,麦冬四钱,陈茶钱半,生甘草一钱。

效果:前方服二剂痊愈,再用清补安胎调理而康。

(《杏林医学月报》第五十期　1933 年 4 月)

案 11　妊　娠　呕　吐

朱师母　劳倦伤阴,胎气挟肝火上逆,肺胃之气不得下降。饮食下咽即吐,日夜呃逆不绝,口渴喜饮,胸中觉有热气盘郁。前医历投止呕安胃等方,病势有增无减。切脉虚细数急,舌光红中剥。胃液已经耗竭,香燥之品不可再投。润以甘凉,庶或有济,方拟竹叶石膏汤加减。

鲜竹叶、生石膏、鲜石斛、北沙参、麦冬、甘草、仙半夏、白芍、陈早米三合,水两碗,煮至米熟,取汁煎药,每隔十分钟服一二匙,缓缓服之,以吐止呃瘥取效。

再诊　呕吐已止,呃逆亦减,胸中热气觉松,口犹作渴。今早曾进薄粥,切脉已稍有胃气,治拟仍守前法加减。前方去半夏、白芍、早米,以枇杷叶露、芽谷露代水煎药。

(《现代医学月刊》第一卷第五期　1933 年 9 月)

案 12　滑　　胎

黄子灵[①]

同宗东庠君之妇,有孕三月必堕,已二次矣。殊料堕后,精神日困,兄弟均业医,自为调治。病忽变剧,邀灵治。脉浮细疾,舌绛颧红,神糊气短,昏昏而寐,形体虽胖,内质虚空。气血充足则胎元安固,滑胎者如病果辞柯,果既枯萎,柯亦非荣。况堕多次,冲任大伤,堕后又调治失法,宜其变症蜂起也。

北芪五钱,党参二钱,当归三钱,鹿角霜四钱,原附二钱,山萸二钱,炙草八分,朱茯神三钱。

服二剂神清,脉不浮疾。药下咽后,觉有一阵药气,由脊上升入脑。脑

[①]　黄子灵:光华医药杂志社汕头分社社长。

髓不足,故呈斯象。脊属督脉,贯通于肾,精由气血之所化,来源既伤,何从得精,上充于脑,当补气血,接济来源。

鹿茸钱半,党参二钱(二味另炖),北芪四钱,当归三钱,山萸二钱,枸杞三钱,龙骨五钱,首乌三钱,茯神二钱,冬术二钱。

服数剂痊愈。灵曰:以后有胎,当预先调治,庠君颇矜,似不信。后有胎三月,果复胎动流红,自治益剧,急请灵治。谓每窥先生为人治胎漏,投胶艾四物汤而效。曾拾汝法,为人治亦效,奈何施之内拙不效?盖医当按证索方,不可执方就病。今据述症状,未诊其脉,已知其病,为气脱不足以固胎,开方与之。

北芪八钱,党参二钱,当归三钱,艾叶钱半,炮姜钱半,菟丝四钱,黑地榆三钱,黑荆芥二钱。服二剂,胎安红止。续进四君汤,调补善后。

(《中医世界》第六卷第一号　1933 年 10 月)

案 13　怀胎四月,头眩腰酸,心烦内热,小溲频数,白带淋漓,舌苔薄黄而腻,脉象细滑而数,试拟方案

管愈之

《经》曰:中气不足,溲便为之变。又曰:脾传之肾,少腹冤热而痛,出白。此病小溲频数,白带淋漓,当属于脾、肾之病矣。盖脾主运输水津,肾主分泌尿液,脾虚则运输失常,津液不得四布,肾虚则分泌无权,湿浊不得排除,以致津停为湿,湿郁生热。湿热蕴于子宫,故为白带淋漓;湿热蕴于膀胱,故为小溲频数;且湿热上蒸则心烦,湿热内郁则里热,是皆脾肾虚而湿热为之祟也。腰为肾之府,头为髓之海,髓生于肾,肾居于腰,腰酸头眩,亦是肾虚之征也。望其舌苔薄黄而腻,薄为虚,黄为热,腻为湿也。诊其脉象细滑而数,细属虚,滑属湿,数属热也。怀麟四月,羌延多日,以此娇嫩之胎,奚堪疾病之侵。且胎系于肾,又摄于脾,脾肾既虚,胎元安保。况胎居子宫,前毗膀胱,湿热蕴于子宫膀胱,必致累及于胎,甚可危也。勉拟固真饮加减,补

脾益肾,化湿清热,是否有当,尚祈明政。

土炒白术一钱八分,酒炒子芩九分,肥知母一钱八分(盐水炒),厚杜仲三钱五分(盐水炒),川断肉二钱四分(盐水炒),淮山药三钱五分,左牡蛎五钱(煅),剪芡实三钱五分,扁豆衣三钱五分,陈广皮一钱二分,川贝母二钱四分(去心),抱茯神三钱五分,白莲须一钱。

(《国医杂志》创刊号　1934 年 3 月 3 日)

案 14　妊　娠　闭　结

李秋铭

惠阳田心乡叶某氏,卅余岁。妊娠六七月,患小便闭,大便结。旬日以来,点滴不通,四肢肿,肚腹胀,脐与心平,坐卧不能,神昏气喘。日易数医,均以通泄下利之药,全无效验。濒于危候,延予,诊其右寸洪涩无力,左右尺沉迟夹涩而无力,断为大肠无血,精液枯竭,不能滋润下行,乃阴虚闭结无疑。前医悉用通利之品,已伤元气,气不行血,劝血愈枯,其便愈枯,且日间饮食,积于胃中,全无转机能力,故肿胀与心平,安能坐卧! 然用克伐之品,又恐伤胎,难保母子安全,况濒于危候乎? 予用当归二两,白芍一两,川芎五钱,苁蓉八钱,北蓍八钱,郁李仁六钱,使其活血润肠以下燥粪。服后五小时而通,再诊以益血安胎和胃而愈。

(《杏林医学月报》第六十七期　1934 年 9 月)

案 15　女科妊娠子痫案

周小农

病者:孙云,青山湾山户,其妻三十余岁,已育六胎,藜藿[①]操劳,壬戌荷

---

① 藜藿:藜和藿,指粗劣的饭菜。

月①诊。

病因：天暑且旱，所饮山涧，伏热挟积，蕴于盲肠，兼症肝气撑胀。

证候：怀孕七月，腹痛，痢下白腻，日夜八十次，临青②后重，胎气甚动，腰部作酸，通宵不眠。

诊断：脉数如沸，苔黄口燥，询知曾服大烟过笼，水闭寒湿热积滞，后重下坠子宫，深恐流产。

疗法：清伏热，导积滞，养胃液，理肝气。因病者腰酸神乏，每日下床临圊，数至八十次，必致流产，即令以粗草纸十余张，垫于臀下，卧而解便，不许下床，便桶近床，利后即撤纸弃之。

处方：益元散三钱（荷叶包），扁豆花三钱，银花五钱，归身五钱，白芍五钱，川石斛三钱，白头翁三钱，川黄柏三钱，荠菜花二钱，黄芩二钱，山查二钱（用赤沙糖二钱炒炭），贯众四钱，荷蒂五枚，外用野苎麻根一两五钱（煎汤代水）。另香连丸钱半，自加去壳不碎之苦参子五十粒，冰糖汤服下。

复诊：服药后便粪较白腻为多，腰酸畏烦，里热出汗，肛灼溲热，下积极秽，热毒深沉，兼挟肝气撑胀，妊娠患此，势属重险。

处方：白头翁五钱，秦皮一钱，黄柏二钱，银花五钱，扁豆花三钱，大青八分，归身四钱，白芍五钱，续断五钱，川石斛四钱，於术三钱，淡子芩二钱，金铃子二钱，防风根七分。外用山黄土二两，野苎麻一两，煎汤代水，另香连丸二钱。先服自加去壳苦参子五十粒，相和冰糖汤送下。

三诊：下痢便秽为多，次数已减，右脉数濡，左脉尚形数疾，腰酸气滞即痢，轰热口燥，暑热积滞留恋，气阴均伤，有流产虚脱之险，再扶元达邪，清热化积，兼和肝气。

鲜石斛七钱，北沙参五钱，地榆三钱，桑寄生五钱，竹茹三钱，金铃子三钱，淡子芩三钱，银花一两，鲜青蒿五钱，秦皮一钱，白头翁五钱，白芍五钱，黄柏炭三钱。另葎草一两，野苎麻根二两，山黄土四两，煎汤代水。另香连

---

① 荷月：指农历六月。
② 青：当作"圊"，厕所。

丸钱半,苦参子五十粒冰糖汤下,清晨另服黑山栀子末二钱,冰糖汤调服。

四诊:子痢大减,白腻已少,便解秽气已轻,口渴腰酸均觉轻减,得醋寐后,形神亦振,脉左部数疾亦减,虚体伏热夹积已减未彻,还宜慎旃①。

鲜石斛五钱,知母三钱,花粉三钱,竹茹三钱,桑寄生五钱,丝瓜络三钱,白槿花二钱,白薇草二钱,白头翁五钱,秦皮一钱,白芍五钱,金铃子二钱,黄柏三钱,黄芩二钱。外用陈关蛰二两,野苎麻根二两,山黄土三两,荜草一两,煎汤代水。另香连丸钱半,苦参子五十粒,冰糖汤下。清晨另服荷叶蒂四枚(炙灰),黑山栀末二钱,冰糖汤调服。

结果:痢减仅数次,乡愚以为大幸。辍药迁延月余流产,服参剂调理而康。

(《杏林医学月报》第八十期　1935年10月)

案16　月余滴水不进之恶阻

杨驭东之如夫人,王桂香女士,年十七岁,以结婚过早,阴气未充,妄肆斫丧,真阴枯竭。《经》云:"精未通强御女以通其精,异日有难状之疾②。"此不独男子惟然,而女子亦何独不然。该女士结婚后,未及半载,便患呕吐之奇症,初起时饮食下咽,呃逆数声,旋即呕出,每日只进清水数杯,若夹杂一粟,便即呃逆而出,汤药亦不能下,因循旬余,病益加剧,寖至滴水下咽,不能容受,虽经各处延医诊视,成效毫无,迨余诊视,已历月余,姿容枯萎,奄奄不支,按其脉象雍容,无稍异与平人,惟尺脉略形小弱耳。窃思《难经》谓"人七日不饮食则死"。今三十余日,滴水未入,虽病体不支,而精神矍铄,六脉亦属和缓,据症鉴脉,决非病候,若果为病,安有月余不进饮食而不死之理? 余遂毅然曰:此非病,乃胎气之恶阻也。病家曰:病之前数日尚见月信来潮,岂有受胎后而尚有经血

---

① 旃(zhān):文言助词,是"之焉"的合音字。
② 出自宋代陈自明《妇人良方大全·调经门》精血篇第二(宋光禄大夫褚澄《遗书》):"精未通而御女以通其精,则五体有不满之处,异日有难状之疾。"

来潮者乎？余曰：受胎经下，谓之胎漏，何云无之！至是病家仍将信将疑。余乃释之曰：人身阴、阳二气，原相维系，阳性升浮，得阴以维之而不飞，阴性下降，得阳以系之而不走，今以阴气未充之体，初结胎气，阴复受蚀，则残阴不足以维阳，孤阳乃挟冲气上逆，更兼受孕之后，子宫膨胀，冲受压迫，其气亦上逆，二气之上，胃当其冲，故呕吐不止也。迨至为日稍久，阴气渐复，胎体渐重，则呕吐自已。今虽胎重下垂，奈其真阴枯竭，不易恢复，冲气即无由下降，非待药力挽救，势难勒马巉岩，遂为疏大半夏汤加赭石，半夏、赭石均用两许，服后呃逆数声，旋即呕出，后遂将赭石改至二两、半夏两半、生山药二两，拌合作粥，取其黏腻之性，留恋胃中，不易呕出。服后，呃有时许，作呕数次不得出，胸中瞑眩者久之，继则朦胧睡去，醒后复作大半夏汤加赭石与之，服后不惟不呕，而呃亦若失，饮食如常而愈。后果举一男，知者惊为神奇。

（《光华医药杂志》第二卷第十二期　1935 年 10 月 15 日）

案 17　妊娠五月跌扑损胎得安之验案

王锡光

上海南市陶聚兴地毯厂主妇，年约三十岁。前已生有子女，兹又怀孕五月，偶因不慎跌扑，半夜腹痛一阵，下血甚多，源源不绝。次日清晨，请予往诊。见孕妇面色不华，语音低微，诊脉左手弦迟，略有歇止，右手弦缓，舌色所幸尚红。予曰：脉有歇止，胎因跌扑有损之象无疑。脉理者，因血去过多，脉属心，心为血之循环器官，血虚而心机衰而不强也。询之病人，果然心中自觉慌忙。予曰：古法诊孕妇，验母以面，验子以舌。今舌色虽淡红，所幸未见青黑，是胎儿未坏也。如服药后，血渐止，腹不痛，则保无碍。疏方用大剂当归、白芍养血，血余炭、阿胶止血，柴胡、芥穗疏胎气，焦术、黄芩安胎，杜仲、续断、补骨脂整肾系而固胎，菟丝子以直保胎元，茯神巩心，童便清瘀下降。外用党参、黄芪各一两，镇江醋少许，红枣五枚（擘开），煎汤一大碗，用小秤锤烧红，放芪、党等汤内焠之，使药气与孕妇嗅，再烧再焠，以汤尽为度。如法行之，果然一剂血止，痛平，心安而愈。

（《医学杂志》第九十一期　1936 年 10 月）

案 18　娠妊误治小产

陈渔洲①

病者：曾计和之妻，年约四旬，住东莞石排旧墟。

原因：血液素虚，感受温邪，前手过用攻伐，遂致冲任两虚，不能繁胞。虽急用气血双补之剂，亦不能挽救其胎，因而小产。

症候：大便下血，头目眩晕，气逆痰多，胸中痞满，汗多心悸，舌干底蓝。

诊断：脉状微细无根，是气血大虚之候。夫肝藏血，血虚不能柔肝，则头目眩晕。心主血，血虚而心失所养，故心中悸动。血液内虚，不能上潮，故舌干底蓝。冲任失守，则大便下血。夫气为血帅，血为气守，今血液大虚，不能为气之守，则元气欲脱，冲气上奔，故气逆汗多。气血交虚，痰瘀阻于胸膈，故胸中痞满。脉症合参，是气血两虚，阴阳欲脱之候也。

疗法：加减仲圣旋覆代赭石汤。方中龙骨、牡蛎以救欲脱之元阳，芍药、萸肉急挽欲脱之阴液，田七、阿胶以养血开结，苏夏、人参以益气除痰，赭石、旋覆以平冲降逆。立方之法，面面俱到，服后若得汗收血止，乃无可虞。

处方：生龙骨八钱（先煎），高丽参三钱（另煎冲服），山萸肉六钱（去净核秤），大田七一钱，加制苏夏二钱，生牡蛎八钱（先煎），生赭石六钱（布包先煎），龙板阿胶三钱（熔化服），生白芍三钱，旋覆花一钱半，用水三大碗，武火煎取一大碗，顿服之。

再诊：脉仍微细，便血未止，汗仍未敛，气亦微逆，仍恐下虚上脱，仍主前法加减而消息之。

---

① 陈渔洲（1893—1975）：广东东莞人。早年随父亲和乡村名医习文学医，后入广州医学卫生社学中医，1925 年毕业后在家乡行医。1937 年任县第四届中医考试的考试委员，曾被《文医半月刊》《国医砥柱月刊》《寿世医报》《现代医药》等杂志聘为特约撰述员。著有《白疹秘钥》《藻潜医案》《藻潜医话》等。

再方：生龙骨一两（先煎），灶心丹一两（先煎代水），炒淮山一两，山萸肉六钱（去核秤），淡海蛸五钱，炮姜炭二钱，生牡蛎两半（先煎），高丽参二钱（另煎冲服），仙半夏四钱，龙板阿胶三钱（和服），杞子王三钱，南沉节八分。

三诊：脉弦细滑，业已有根，舌绛而干，足心微热，气血大虚，不能系胞，胎因下坠（虽未足月，产下之胎，尚能活动，但细小耳，移时始毙）。虽属新产，阴血损亏，去瘀生新，不宜乱进，滋阴养血，乃乃图功，仍仿张寿甫①法而加减之。

三方：生龙骨一两（先煎），生鳖甲六钱（先煎），辽人参五分（另煎冲服），熟枣仁五钱，仙半夏三钱，炒白芍二钱半，生牡蛎八钱（先煎），去净核萸肉四钱，灶心丹一两（先煎代水），炒淮山六钱，淡海蛸三钱，龙板胶三钱（和）。

四诊：舌虽润滑，便尚微溏，风阳虽熄，大气下陷，仍主前法，佐以升举下陷之品。

四方：辽人参五分（另煎冲服），龙板胶三钱（和服），淮山药八钱，净萸肉六钱，川虫草二钱，明乳香六分，川牡蛎一两（生打先煎），生龙骨八钱（先煎），生黄蓍四钱，枣杞王六钱，仙半夏二钱，炙升麻三分。

五诊：两尺微弱，肾液尚虚，便尚微溏，脾阴未复，肝血未足，气带微冲，与肝脾肾兼补之法。

五方：高丽参二钱（另煎冲服），玉桂心三分（局服），净萸肉六钱，原粒熟枣仁六钱，西归头四钱，淡海蛸五钱，龙板阿胶三钱（熔和服），南沉节一钱（后下），淡肉蓉三钱，正天生於术三钱，白芍药二钱，仙半夏二钱。

效果：服五诊之方，已能用饭碗余，气息和本，脉亦柔静，惟尚未善后。适其父曾铭华在港患病，延余往诊，计和欲其妻速愈，以为气血可以骤生，迭进浓浊补品（如鸡汁之类），不料其妻气虚血弱，不受呆补，其症复发，欲追余返不及，遂致不救，惜哉。

（《杏林医学月报》第九十三期　1936 年 11 月）

---

① 张寿甫：即张锡纯，字寿甫。

妊娠病不仅影响孕妇的健康,还可妨碍胎元的生长发育,甚至导致堕胎、小产。因此,妊娠病的预防和治疗具有重要意义。常见的妊娠病有妊娠恶阻、妊娠腹痛、胎漏、胎动不安、堕胎、小产、妊娠水肿、妊娠眩晕、妊娠小便淋痛等。妊娠病的发生,主要有几个特点:一是妊娠期阴血下聚冲任以养胎,全身阴血亏虚,易出现阴虚阳亢之象;二是孕后经血不泻,聚于冲任、子宫以养胎,冲脉气胜,若素体胃气虚,则冲气上逆犯胃,胃失和降则呕恶;三是胎体阻滞气机,气机升降失调,气滞则血瘀水停而治病。妊娠病的治疗原则,以胎元的正常与否为前提。胎元正常者,则治病与安胎并举;若胎元不正常,或孕妇之疾病不宜继续妊娠,则宜下胎以保母体的安全。妊娠期间,凡峻下、滑利、祛瘀破血、耗散正气以及一切有毒的药品,均应慎用或禁用。但病情确实需要使用者,也可适当选用。《内经》提出:"有故无殒,亦无殒也。"但是必须严格掌握药量与疗程,注意"衰其大半而止",以免动胎伤胎。如案1,桂、附、干姜,中医谓为碍胎,不宜轻用,但若体偏阴寒,能专用多用,反有安胎之效;案4孕妇寒中少阴厥证,以温补之野台参、别直参、白术、吴茱萸、附子、肉桂、干姜、甘草等急用散寒救逆;案9孕妇霍乱,先用白虎、芩、连以清暑热,再加胃苓、六一、木通之类,以渗利湿邪,虽渗利之剂,多能堕胎,但患者湿邪明显,不得不用。

第四章　产 后 病 篇

案 1　产后头痛发热

黄眉孙[①]

　　有陈姓妇,年二十二岁。产后数日,头痛发热。初请甲医,治之不愈,继请乙医,其热更甚,兼发狂谵语,大渴消水,昼夜不宁。适有友人,荐余诊看。余察其脉,洪大有力,舌黑而燥,知为阳明实热,索前医方,则皆守古人成法。因产后故,于四君、四物中,加退热药品,以调治之,所以病势转重,热极昏愦也。余诊毕,决意用白虎汤,大剂与服,因见病人身体壮健,故敢用此。药煎好后,病家尚疑信参半。服其半,留其半。服后二点钟久,病势渐退,始服全剂,则身热已减其半,惟燥渴谵语,夜尚如故。明日再诊,余仍用白虎汤,加羚羊、犀角,服后谵语悉除,身热亦退,改用清润药品,调理痊愈。若遵丹溪之说,产后以大补气血为主,虽有他症,以末治之,则此病殆矣。故医贵变通,不能执一。若虚弱妇人,则余用白虎汤法,未必可行也。且真寒假热,辨之不清,而漫然效余用白虎汤法,则诚大不可耳。能神而明之,察身质之强弱,辨症候之缓急,慎药剂之重轻,方无遗憾也乎。

　　　　　　　　　(《绍兴医药学报》第六年第五六册合刊　1916 年 9 月)

---

　　① 黄眉孙(生卒年不详):民国医家,广东人。曾在《神州医药学报》发表多篇文章,如《论针灸为宜保存之国粹》《益母草详考》等。

案 2　产后腹痛腹泻

黄眉孙

潮人沈姓妇,因小产服生化汤,二剂后,忽腹痛,泻泄不止。经十余日,始延余诊。其时病人面白如纸,唇舌清白,呕吐气急,粥饮不下,燥渴异常,痛连胸胁,合家惶恐,且又泻泄日二十余次,神昏欲脱。余诊其脉,沉细无力,两尺全无。索前医方,皆用生化汤加减服之,不但无效,且更沉重。余曰产后用当归,虽为常法,但与泻泄有碍,何可混用。此妇平日肝气甚重,余所素知,兼小产去血过多,脾胃虚寒,肝少血养,致木克土,迄今上吐下泄,症虽危险,尚可治疗。方用:

党参六钱,白术五钱,半夏三钱,白芍三钱,茯苓四钱,伏龙肝三钱,黑沉香一钱,砂仁钱半,粟壳二钱,槟片二钱,车前三钱。

开方毕,病家以口渴为热,疑药热不敢服,余力辟其惑。果服药后,一剂而泻泄呕吐轻,二剂而泻泄呕吐止。但胸胁较前更痛,饱胀气急,其家前以泻泄而惧,今以泻止,而胸痛肚饱气急而又惧,幸其夫信余颇深。复请诊看,余察其脉,沉而弦,细而数,断为旧日肝气复发,用逍遥散加减。

柴胡二钱半,白芍三钱,生枝①三钱,当归四钱,党参五钱,青皮钱半,陈皮钱半,桔梗二钱,车前三钱,川朴二钱,枳壳二钱。服一剂,大小便畅行,胸痛诸症悉退。服二剂,行动饮食如常,已痊愈矣。事后,其夫细看药方,来问余曰:君前谓当归不可用,后方又用当归,而卒愈病,神速何也? 余谓:前之禁用当归者,因泻泄故,忌润大肠,所以前医重用当归,病势更重。后方之用当归,则泻泄已止,胸腹增痛,疑前药过于敛涩,故用当归之滑润,使大小便下行,诸痛自顺也。但愈病如此捷速,则所不及料耳。

(《绍兴医药学报》第六年第五六册合刊　1916 年 9 月)

---

① 枝:疑作"栀"。

案 3　治愈妇女险证医案二则

万沛霖

尝考古今方书对于妇人蓐劳至于颧红作泻、童女经闭兼反胃吐食者,未见有必效之方,兹将遵吾师《衷中参西录》方训,治愈二案之经历,略陈梗概,以供研究,借以明药饵诚有回天之力,益知择方之宜审慎,勿临证杂投以误人也。

民国十年春,族弟妇产后虚羸少食迁延月余,渐至发烧、自汗、消瘦、乏气、干呕、头旋等证,此方书所谓蓐劳也。经医四人治不效,并添颧红作泻,适仆自安东归,为之诊视。六脉虚数,检阅所服之方,有遵《金鉴》三合饮者,有守用养荣汤者,要皆平淡无奇,然病势至此,诚难入手。所幸脉虽虚数,未至无神,颧虽红犹不搏聚(若搏聚则阴阳离矣),似尚可治。此盖素即阴虚,又经产后亡血,气亦随之阴不中守,卫不外固,故汗出气乏;阴虚则阳不潜藏而上浮,故发烧、咳嗽、头旋;其颧红者,经以颧为主骨,阳不潜必上射于此,红而且热;其消瘦作泻者,以二阳不纳,无以充肌肉,更不特肾阴虚而脾阴胃液均虚,中权失司,下陷不固,所必然者,此斯病之原委欤。再四思维,非《衷中参西录》资生汤不可遂。处方用生怀山药二两,於术二钱,玄参四钱,鸡内金、牛蒡子各二钱,外加净萸肉、龙骨、牡蛎各五钱,止汗并以止泻。五剂后汗与泻果见止,饮食稍进,余证亦轻减,惟干咳与发烧仅去十分之二三。又照原方加粉草、生地、天冬等味,连服七剂,病去强半,再照方减萸肉,加党参二钱,服四剂后饮食大进,并能起坐矣。惟经尚未行,更按资生汤原方加当归四钱,服数剂后又复少有加减,一月经脉亦通。

本年六月,仆在辑安外岔沟缉私局滥充文牍,有本街邱云阁之女,年十五,于十四天癸已至,因受惊而经闭两阅月,发现心烧、心跳、腆胀等证,经医治疗(无方可考,未知服用何药)未效,更添翻胃、吐食、便燥、自汗等证,又经两月更医十数,病益剧,适友人介绍为之诊视。脉浮数而濡,尺弱于寸,面色枯槁,肢体消瘦,不能起床,其憔悴支离状况有令人弗忍视者,盖两月间食入即吐,或俟半日许亦必吐出，不受水谷之养，并烧热耗阴，无怪其支离若是也。思之再四，此必始因受惊气乱而血亦乱，遂遏其生机，又在童年血分未充，即不能应月而潮，久之不下行，必上逆气机，亦即上逆。况冲为血海而丽属阳明，有升无降即无不上逆。血分上瘀则发烧而胀，神明被扰则心忙，阴虚不守则汗出，心房失其开阖之常度则努窒而跳动，冲胃气逆，所以吐食，津液将枯又所以便燥也，势非降逆滋阴、镇肝解瘀之药并用不可。查《衷中参西录》第二卷参赭镇气及参赭培气二汤，实为斯证之津梁，爰即二方加减，赭石两半，当归、净萸肉、龙骨、牡蛎各五钱，白芍、肉苁蓉、党参、丹皮、清夏、天冬各三钱，磨取铁锈，水煎服。一剂病似觉甚而病家哗然，以为药不封证，欲另延医，惟介绍人主持甚力勉又邀仆再诊。此中喧变仆固未之知也，既诊脉如故，决无病进之象，后闻有如此情形，仆亦觉莫解，因反复思之处方，甚的脉未加剧，何以证似觉甚也，恍悟此必胃虚已极，而冲逆过甚，且病既久，一时难容此大剂也。仍照原方将党参多用二钱，天冬钱用一钱，第一煎匀作二次服，并送服柿霜三钱，第一次服仍吐药一半，后即不吐。服完此剂，聊进薄粥半茶杯，未吐，病家方始欢然。又连服三剂，汗与吐均止，余证亦轻，惟发烧仅去十之一二，乃将原方党参改用三钱，赭石改用八钱，减去萸肉、龙骨、牡蛎，加生地、玄参各四钱，服五剂后病势大退，如此加减，服之一月，后遂能起床矣。然经尚未行，窃思病已向愈，经虽未行，必不为虐矣。适缉私局长调换，仆亦旋里，设是证，再以滋阴养血兼降逆和胃等法调理，无事开破，俾其饮食充溢，血分荫足，月事当自下，可预卜也。揆斯二证，前案之功多在山药，后案之功多在赭石，吾师于《衷中参西录》中早已发明，尽致使果能遵循方意而加减投之，有不效如桴鼓者乎。此足见药物之功能原未可以轻微忽略，而择方尤不可以不审也。

（《绍兴医药学报》第十二卷第六号　1922 年 6 月 20 日）

案 4　产后泄泻治验

徐伯英

武玉书之孙媳胎前患肿未治，迨产后复增泄泻，周时十数次，身热神疲，萎顿不支,食饮不进,医投利水渗湿之药不应,其势奄奄,乃邀予治。切其脉两手细滑而沉,右关尤甚,视其舌质淡,舌涎多,苔白厚。询其分娩已十二日矣,知其中宫阳气为水湿遏伏,下陷于阴,不能运化精微,上输于肺,反下注而为泄泻,以大剂理中汤壮中宫之阳,重加生黄芪升下陷之气,更加当归以升血中之气。两剂而泄泻已,身热除,饮食进,而胃气和矣。越三日又迓①诊治,云身热又复,食欲又减,而胸背间满布白㾦,微有咳嗽,吐白沫稀痰,切其脉右寸现浮。余曰:此湿邪有外出之机,佳兆也。仍以原方略加苦辛芳香之药达之,又两帖而愈。

(《医学杂志》第十八册 1924 年 4 月)

案 5 记产后喘疾误治险证

钱赤枫

邻区李右,年三十六。妊娠八月余,咳嗽微喘,前医迭进温散风药,大喘不已,失血盈盆。经炎调治,咳喘渐平,失血已止,不数日而分娩。咳嗽虽未全余,而饮食精神尚佳。时值年关,烦劳口腹不慎,复加新感,身热恶风,咳喘大作,倚息不得卧。复延前医诊治。李夫谓先生曰:内人胎前病,邀钱君治愈,兹又发病,恐渠又用凉药,于产后非宜,故请先生诊治。医云:产后忌凉,况尊阃②系咳嗽痰喘,又在正月,属寒无疑。拟方一服,咳喘尤甚,李夫见症暂危急,仓皇无措。亲邻咸耸李夫,仍延余一决生死。李仍执前说,亲邻言之不已,即舟来,邀至其家。即闻喘声,望其人,目若直视,烦渴肢凉,喉嗄③咽痛,肢面浮肿。诊脉细数,舌苔淡腻,尖红少津。询及前方,即小青龙加减也。炎曰:此症危急万分,切不可以产后而禁用凉药为言。病家皆云,生死付之先生,虽死亦无怨也。随即疏方:麻黄五分,杏仁三钱,生石羔八钱,马兜铃五钱,

---

① 迓(yà):迎接。
② 阃(kǔn):指妇女居住的内室,借指妇女。
③ 嗄(shà):嗓音嘶哑。

紫石英五钱,葶苈子五钱,栝蒌皮、根各三钱,知、贝母各三钱,射干钱半,白芍二钱,冬瓜子、皮各四钱,竹叶卅片,竹茹钱半,胡桃肉,当令服头煎,咳减喘松。晚服二煎,十二时后,稍解欹卧。次日复诊,前方加生苡仁八钱,连服二帖,咳稀喘渐平,肿势渐消,谷食渐进。后随症加减,调理月余而愈。

(《中医杂志》第十三期 1924 年 12 月)

案 6 伏 暑

蒋兆桂

　　生化汤一方,吾乡医辈,无不奉为产后之唯一神方也。殊不知产妇生产之后,百脉空虚,一有不慎,则病端百出。其症则有寒热虚实之不同,用药亦当随机而应变,若不究其受病之所因,概以一生化汤从事,真杀人不旋踵矣。宜乎季君之有生化汤论之作也(见十二期《中医杂志》,立论颇为精详)。

　　鄙人上年七月间,治一刘姓妇。生产五六日后,忽病身热气粗,面赤目赤,大渴烦躁,小便短涩,恶露不行,脉象沉细而数,舌苔老黄而干。诊视之际,病者自言胸中如焚,烦闷已极,必得西瓜食之而后快,其家人戚友,以生产甫经数日,西瓜乃大凉之物,咸以为不可食。余曰:此症脉象沉数,舌黄而干,胎前本有伏暑,加以产后血室空虚,热邪乘虚而入,营血被其煎熬而干涸,此恶露之所以不行也。兼且身热气粗,大渴烦躁,面目俱赤,暑邪化火,猖獗已极,甘润寒凉之西瓜,对于此症,甚为合拍,仅可放胆食之,无妨也。《金匮》论妇人产后中风,仲圣原有竹叶石羔汤之法。夫竹叶石羔,非寒凉之品乎?然有病,则病受之,虽凉何害。此症若泥于产后宜温之训,再投以辛温逐血之品,以火济火,重虚其虚,其人宁有生理乎。其夫对余,信仰素足,闻余言遂力排众论而与食之,食后约两小时,得大汗,而身热烦渴俱减,至夜半而恶露亦行。遂以竹叶石羔,佐以清营养阴之品,两服而痊。

(《中医杂志》第十三期 1924 年 12 月)

案 7 误 治

蒋兆桂

吾乡有蒋姓妇,胎前已伏暑湿,产后又感温邪,有某医生,以生化汤,加羌、防、柴、葛之品,以致身热而厥,不省人事。如是者两昼夜,其家人以为绝望,无生理矣,为之预备后事。其翁心犹不死,邀余诊之。脉细而数,苔现黄腻。余曰:症虽重险,然幸身犹发热,尚有一线生机可望,安能束手待毙。当先进牛黄丸,以开其内闭,再以辛凉解表,甘寒淡渗,以清暑湿,但前误服辛温之品过甚,恐一时骤难挽回耳。遂为疏方,用金银花、连翘心、苏荷、山栀、豆豉、黄芩、连心、麦冬、滑石、通草、苡仁、半夏、川朴、荷叶、竹叶等。服后诸患甫退,惟夜分仍有谵语不休,乃前误服辛热之药毒,蓄留心胞使然。拟法仍宗前旨,合入清宫汤,以清宫城之余热,一服而病若失。

(《中医杂志》第十三期 1924 年 12 月)

案 8 妇科新产血晕案

刘蔚楚[①]

鲍侣舫翁次媳,年二十,住广东香山县。新产血晕症。新产三日,头刺痛,口干,肝热上升晕眩,渐至晕眩,手足瘈疭,人事不省,唇面深红如醉,脉沉弦,重按有力。医者遵陈良甫血热乘虚奔心,用鹿角灰,童便下,或遵单养贤生化汤加姜、桂,或遵万氏用黑神散,不效。甚则用过韭醋嗅法,即烧红一铁镬,浓洒乌醋,持离二寸,下覆其头,慌乱间头焦额烂,目不忍睹。余曰:

---

① 刘蔚楚(1864—?):名永相,广东香山(今广东中山)人。少读举业,于 19 岁患虚损垂危,经中医诊治而康复,后弃举从医。与张锡纯、杨如侯、陆晋笙并称为"民初四大名医"。刘蔚楚博览群书,学贯中西,他认为医道精微,医者辨证时应四诊并重,必要时还需了解患者的心情与境遇,用药时攻补凉泻都不要走向特别。著有《遇安斋证治丛录》,1924 年出版。

脉症合参，纯是去血失阴，肝阳独发，外风乘之宜清肝熄风，以内为主，勿太疏散。此事徐大椿其知之矣。徐谓凡年老人多禀纯阳，所以致寿，妇人产后，血去液涸，俱多热病，医者大宜留意，今拟用清魂散①加减，以制亢阳，始能求效也。

方以泽兰叶钱半，醋炒荆芥穗二钱，去芎、归、参、草，加羚羊角片钱半，白薇二钱，白芍二钱，钩藤钱半，布包石决明八钱。清水先煎羚羊角片、石决明，内药再煎，入童便一钟同服。盖荆芥、泽兰，为熄风和血退热妙品，余以清降为助也。约照此法进退，五日神识已清。

复以乌豆衣、柏子仁、鹿衔草各二钱，金钗斛四钱，白薇、丹参、白芍各二钱，佛手花钱半，络石藤、益母草各三钱，嘱守服十余剂。此后病去身康。行动如常，并无他患也。

（《三三医报》第二卷第十九期　1925 年 2 月 3 日）

案 9　产 后 痢 疾

祝天一

邻人陈如祥妻患疟疾经久不已，崏科医某见其怀孕五月，恐胎动，遂用诃子、粟壳等药急止其痢，痢果止，腹中大痛，医又恐痛极胎下，急用止痛安胎之药，痛果又止，翌日而胎堕矣。产后恶露稀少，再投以破瘀剂而痢复作，五色间下，仍以固涩无效，延至月余。绝谷气冲，烦躁口渴，医技穷谢绝，欲更延老医程某，非十金不办，家贫告贷无着，只有束手待毙矣。天一闻而悯之，缘陈某素来经商在外，家又赤贫，子女数人，惟此一妇为之主持，此妇若亡，其家必破，欲作毛遂，告无机缘，屡为踌躇。翌晨闻其夫啜泣于门前，于是乘机而问曰：病若何？答曰：殆矣。喘逆频厥，恐不能夕矣。余曰：试为

---

① 清魂散：出自宋代严用和《严氏济生方》。组成：泽兰叶、人参（去芦）各一两，荆芥穗四两，川芎二两，甘草（炙）八钱。上为细末，每服一钱重，热汤、温酒各小半盏，调匀，急灌之，下咽喉则眼开气定，省人事。

汝一观可乎？答曰：善。遂相偕入。病者颧红目赤，气喘拥卧，足冷过膝，音细如蜂，舌语不清，只谓咽中有骨哽塞，气闷欲死，心悸不能把握，脉右浮大豁然，左沉涩。筹思者再，女子以肝为本，左脉沉涩，根犹未溃，然非大剂温补，不足以救逆。遂以附、桂、四逆合四神，附、桂均用至钱半，一剂痢减六七，心悸烦躁均戬，惟冲气不减。再以原方加旋、赭，冲气略平，下败血如豚肝者数枚，痢亦止，知饥不能食，咽哽甚苦，再以原方去四神，减附、桂，加苏叶、半夏，得嗽，去胶痰数碗。越日口腔四卫舌上满布口糜，白如积粉，舌为之不掉，于是复起慌张。余慰之曰：此乃气机转干之象。遂令泡硼砂水浸布擦去，再与化痰理气一剂，改用复脉汤调理而愈。余思口糜为肺胃积热所化，与小儿鹅口同，是症有是象，颇滋疑窦，抑去欲受暑湿蕴郁未化，后为久病正虚，及成温补之候欤。

（《中医杂志》第十五期　1925年6月）

案 10　产 后 血 晕

祝天一

　　王氏妇产后血晕，始则狂谵，继而沉沉若睡者三日，医先以失笑、生化等剂不应，又疑为血虚郁冒，而进滋阴。余擦其齿板唇焦，目闭口噤，以指插人中作呻吟声，惟肢清脉伏，而重按久按有牢滑之象，不类虚冒。况初本属有余，岂有遽虚之理。谅系始则败血冲阳明，故狂谵，继而内蒙心胞，而昏昏若睡，尤闭尤深，致三焦隧道窒塞，气液不为流行。前与失笑、生化不应者，系病重药轻耳，尚幸服此两剂，方得晕厥四五日不遽绝。治此等症，最妙者莫若黑龙丹。但乡间难觅此丸，遂以花芷石①散三钱，童便调灌，佐以逐瘀重剂，夜半腹中雷鸣，下败血盈斗，被褥为之流，旋以调理愈。

（《中医杂志》第十五期　1925年6月）

---

　　① 花芷石：清代医家姚澜著《本草分经》记载"酸涩平，专入肝经血分，能化瘀血为水，下死胎，止金疮出血"。

案 11　　产妇乳眼不通疼痛治愈

徐子久

王姓妇,前二年因产后乳痛,治愈后,乳眼闭塞,乳汁遂断。今春二月中旬又产,七八日间,乳汁将行,因乳眼既经闭塞,汁无路出,壅闭痛苦,实在难堪。其夫就予问治,骤闻之下,亦觉为难,继而反复寻思,其所以作痛者,因乳汁无出路也,今能将乳汁寻一出路,使乳汁不至存于乳房,而从他处流走,则自不痛矣。虽如此设想,而无成法仿照,不得已为拟一法,以图什一之效。方用乌梅肉三钱为君,将乳汁敛住,再用枳实、厚朴、半夏各钱半为臣,能降气下行者,使乳汁不至乳房,而从下走,又用怀牛膝一钱为使,令其直通地道,佐以茯苓、泽泻各一钱行水便利者,使乳汁悉从小便而去,如此则乳房不壅,自无疼痛之苦矣。其夫依言购药煎服,孰料一服之后,应如桴鼓,绝无些微之痛苦矣。彼因喜甚特意告予,予亦窃喜,爰志此敬贡诸我辈同志,可见我中医之学理,奥妙无穷,能合乎医理者,诚有手到病除之实验也。

(《医学杂志》第三十三册　1926 年 10 月)

案 12　　产后经事淋漓

曹隽夫

右　产后两月,经事淋漓,腹中作痛,脉见沉弦,营阴不足,冲任内亏。先拟调营理气,而和八脉。

制香附三钱,金铃肉(炒打)二钱,芍杜仲三钱,焦白芍二钱,焦延胡钱半,续断炭三钱,酒归全三钱,广木香八分,炙艾绒八分,加松生地三钱,新绛屑五分。

(《中医杂志》第二十四期　1927 年 7 月)

案 13 产后昏愦治验

张体元

邑有某医院,其主任医师与余相稔,故不忍彰其名。院之近邻,有蔡氏者,设豆腐肆以营生。妻陆氏,貌颇可人,语尤流利,故人皆称为豆腐西施。去冬岁暮,西施产后下血过多,时觉昏愦,延主任医治。主任先以冷水噀①其面,继而听诊筒、测温器等,取用既遍,乃曰:此子宫病也,须以子宫镜探视下体。西施之母,旧礼教之信徒也,颇不谓然。然以洋医生(乡人多用此种称呼)之威焰,不敢遽逆其锋,因婉辞曰:天寒镜冷,入宫恐非所宜,请易他术。主任曰:然则徒手探之可耳。母悟其志于子宫,遂毅然曰:勿尔,我习闻产后子宫宜慎闭,不可启之以受风寒,洋法非我所乐,请去,当求中医医之。主任无所施其技,徐言曰:若中医不治,仍用我术可乎?其家漫应之,即改延中医陈某,误为瘀血攻心,用桃仁、茺蔚、山查、延胡等,而昏晕益甚,且增头痛,入晚谵语微作。其家以为鬼凭其身,故延巫治之,不瘳。次日雨雪载途,余适舆经是地,其家邀余入视,而语之故。余诊已,笑慰之曰:无伤焉。脉仅迟弱耳,迟者为寒,弱者为虚。夜间阴血不充,故戴阳而呓语,昏愦较甚,法以归身、川芎、龟版以生其阴血,附子、炮姜以益其温度,而强其心脏,生黄蓍以逐其卫内之邪,自谓已属周至。惟头部之痛,实缘冷水之故,表必有损于浮阳,其将何以善之。思维再四,嘱于未服药之先,用生姜、葱白、羌活、桑叶煎汤熏之,以痛已为度。次日邀复,诸恙俱平,惟纳谷不运,而大便不润。再以四君子加砂仁、枳实、归身,以运行其脾胃,充实其营气。三剂而安,子宫庶免呈于主任医师之眼帘焉。

(《杏林医学月报》第十五期 1930年5月)

---

① 噀(xùn):把含在口中的液体喷出来。

案 14　产后肝风肺炎治验谈

沈仰慈[1]

　　徐砥平博士,余在海门中学时同学也,寓上海威海卫路。其夫人沈女士,于国历二十年八月七日分娩,十二日午后起病,忽动肝风,十三日继增肺炎,病势益亟。一日间延聘沪上著名西医至六人,咸谓不治。先是徐君傍晚来余寓,适余出诊,不及待,留小简余桌上,略谓内子分娩后,一切甚佳,今午起忽甚头疼,状如抽筋,因而目若失明,视觉模糊。因近日发怒,偶尔哭泣,或有关系,生纯属门外,不胜焦急,云云。简中语气,只求指示安危,未有邀诊之意,简后附注电话号数,并嘱余家人待余归,以电话告之。余因事阻,午夜始归,见简,知其病势非轻,明晨即去电话,而电话不得达,乃作函邮告。是日四时,余出诊至霞飞坊沈宅,徐君复来,又不遇,追踵至沈宅见余。岔息而言曰:内子殆矣。今日延西医至六人,或注麻醉针,或注强心针,现谓肺炎甚烈,无可救矣,请先生速临视之。余曰:产后暴病,其势固险,然为时不及两日,何至竟无救耶。即偕往视,西医已去,尚留看护在侧。病人目瞽口噤,气息急促,时时起坐,循衣摸床,神情烦躁,手足扰动,似万分难过形状。按其脉,浮数无伦,而有力然,扬手掷足,不得久按,舌苔无可验,而唇色干红,鼻息煽动。余曰:此肝风而兼肺热证也。西医断为肺炎,诚是,认为产后危证,亦诚是。然未至虚脱,尚可救治。能信服国药否,斯时其家中人极形惶乱,或饮泣室隅,或忙摇电话,或筹办衣物。余曰:事急矣,须有一人主张。徐君曰:我可作主,请速处方。余曰:方案病理,不暇详陈,姑先书药何如? 徐君首肯,乃于养血、降痰、镇肝、熄风剂中,重用生赭石、生石膏,另磨羚羊角尖一钱。当嘱一面生火配药,一面磨羚羊角尖,药汁煎成,和羚角汁,启其齿尽灌之。时已五点钟矣,二三时后,当见转机。余乃复往霞飞坊。晚餐后,有数友

---

　　① 沈仰慈(生卒年不详):民国时期医家,上海人。曾就读于国医讲习所。

正议竹叙，徐君又至曰：似有转机矣。复偕往，见病者神情稍安，余谓有希望也。将前方加重其药量，更磨羚角尖一钱。时方九点余钟，嘱在六小时内，分三次灌服，约至天明，当更有起色。明日黎明，徐君以汽车来邀，余不及盥漱，即往诊。斯时病人口不噤，鼻不煽，目朗流动，不复躁扰，气息虽促，而肺部翕张之状，迫不如前晚之急迫矣。余喜曰：险境已过，当可渐就坦途矣。遂于前方去赭石、羚角，减石膏，加涤痰、清心、肃肺、平喘之品，嘱上下午三次服完。及傍晚复往诊，去石膏，参潜阳化瘀法进之，嘱夜间三次服完。又翌晨往诊，病人已能安卧，肝风全熄，呼吸舒缓，脉亦转平。乃去凉剂，专用养血滋肝药。因恶露未净，仍以化瘀品佐之。一日夜进药两剂，分四次服完。又翌日，目能见，耳能闻，见人微笑，思视其新生儿矣，乃处调养剂以善后。当病势转机之日，其亲戚某，为西医六人中之一，欲复为注强心针，曰：服中药，参西法，兼可维持其体力。徐君征余同意。余曰：此证因产后血虚，又郁怒伤肝，肝火暴发，火炎风动气，血随之上冲，致脑髓神经失其主宰之力，且肝阴销铄，筋失涵养，故头脑剧痛，时欲坐起，目瞀神昏，口噤筋掣，继则木火刑金，肺津被灼，不克清肃，故更增肺炎，息喘而鼻煽也。注射麻醉剂，以麻醉其神经，不过暂时镇静，而脉象有力，心机未弱，又安用强心。国药中羚角、赭石、石膏，为清肺镇肝，清火降逆之良药，佐以滋养津血之品，是夜十小时间，连进两大剂，标本兼治，所以得挽救也。今病已转机，国药之功效，已显然昭著，似不必再事打针，倘有差池，谁负其责。余昨有入主出奴之见，并无扬中抑西之意，第此等产后重症，国医已有方药可治，西医所谓对症治疗之药，似吾先哲早有发明耳。徐君婉谢辞之。当时前后各方，因未录副，惜已散失。后徐君登一鸣谢，启事于上海《新》《申》两报，并录之，以志鸿爪。

内人产后七日，忽发肝风，目瞀口噤，不省人事，继增肺炎，呼吸喘促，卧不安席，病势险恶，危在旦夕。一日间请西医数人均告束手，希望几绝，急求先生诊视，先生毅然负挽救之责。投药两剂，即见转机，复蒙悉心调治，不四日竟告痊愈。治效之神速，出乎意外。于此见先生医学之精深，而国医活人之术，固亦有不容湮没者矣。再造之恩，难以为报，谨登报端，以扬仁术。

（《医学杂志》第六十三期　1932年2月）

案 15　产 科 治 案

吴养正

同乡李妇,年逾不惑,身体素弱,胎前患疟新愈,未几即产。而新病之元气未复,产后之去血过多,苦于坐事,乞诊于余。余用生化汤加减去甘草之缓性,防其行污之缓,重用益母、泽兰,加童便半杯冲服,令产妇服后平睡,微觉气冲,亟令原方续进,和以童便半杯,冲服二次,仍令仰卧。嗣后宣告安然。次日以补中益气加减,日服一剂,续进十剂之多,而元气逐渐恢复矣(事经产家苦不能坐,力求于余,非医者轻忽人命而作一试)。录方于后,以备裁采。

全当归二钱,川芎一钱,桃仁一钱(去皮尖),杜红花一钱,泽兰三钱,陈橘皮一钱半,炮姜六分,制香附三钱,益母草四钱,每次加童便半杯冲(能平睡之功效,在于童便)。

(《神州国医学报》第一卷第七期　1932 年 3 月 5 日)

案 16　产 后 中 风

李健颐[①]

病者:某妇,年三十一岁,住平潭后池村。

症象:产后四日,忽觉畏寒,旋即发热,汗出面赤,头痛气急,咳喘吐痰,心跳脉搏。

原因:产后体虚,更换衣服,偶为不慎,风邪即乘虚而直中于营卫之间。

---

① 李健颐(1894—1967):原名孝仁,号梦仙,福建平潭人。近代颇有影响的医家,福建省人民政府认定的第一批名老中医。家中三世为医,其父精于医术,从小受其启蒙,勤读中医书籍,随父诊病,后毕业于上海中医学校。对鼠疫症有系统的研究,经多次试验,创立治鼠疫有效的"二一解毒汤",制成"二一解毒注射液"。编著出版有《鼠疫治疗全书》一书,于 1935 年由上海中医书局出版。

诊断：血溢太多，营弱卫疏，风邪即乘虚而入，营卫失调。血中之热气忽为升发，热迫汗出，汗出之多，则心搏愈急，连肺之呼吸，亦速疾有力，以是咳喘气急，喘急之甚，鼓出痰涎而外也。

疗法：仿《金匮》之竹叶汤法，加开肺降痰之药。

处方：淡竹叶三钱，苦桔梗二钱，粉葛根三钱，软防风二钱，嫩桂枝钱半，崔夏曲一钱，香村陈二钱，西洋参钱半，川附子一钱，炙甘草五分，大枣三枚，生姜三片。

效果：初服一剂，症减大半，后被佝𠱟①所骗，改服凉药，症又反复，立刻将原方再服四剂而收功。

（《杏林医学月报》第三十九期　1932年5月）

案 17　产 后 血 淋

病者：琼山郡城外，颜伯茂妻，年二十余岁。

原因：新产之后，甫经匝月，调摄不得宜，致患此症。

症候：小便血，小腹疼痛，越数天，血来点滴，淋沥不断。

诊断：诊得两寸脉平，两关洪滑，左关甚于右关，两尺细小，兼有涩滞之象，据症与脉，必是瘀停少腹，积滞下焦而然。

疗法：用归、芍、芎、蒲、桃等，以推陈致新为君，加瞿、通、茅、葵导滞利窍以佐之。

处方：当归五钱（酒洗），白芍三钱（酒炒），川芎二钱，蒲黄二钱，桃仁二钱，瞿麦二钱，木通二钱，白茅根二钱，葵子二钱，甘草一钱。

复诊：前方服三剂，病减六七，但尚未了了。再诊其脉，两关浮滑，忽变虚，知为阴虚血滞，换八珍汤去地黄，加瞿麦、桃仁、生姜以治之。

次方：北党参五钱，茯苓五钱，白术三钱，甘草一钱，当归五钱（酒洗），

---

① 𠱟（jī）：是指占卜问疑。

酒芍三钱,川芎二钱,瞿麦二钱,桃仁二钱,生姜五片。

效果:前方服三剂,淋沥具止,形气亦复,即得痊愈。

(《杏林医学月报》第三十九期　1932 年 5 月)

案 18　产后血热治验

骆明普

前人有产后宜温,及产后须大补气血,虽有杂病,以末治之之论。在浅学者,本免为此说所囿,即遇有热病,而不敢用凉药。余尝见陈氏妇,产后月余,得血热病,医泥守温补,投四物、归、芪等药,遂致肝风内动,十指抽搐,惟手与头有汗,余处则无,唇焦舌赤,齿燥脸红,眼睛犹带赤缕,妄语而不识人。余诊其脉,浮取弦数,重按略虚,两寸带滑,断为血热夹痰,手足厥阴同病。在幼科书连类而及,谬称为产后惊风,此其一者也。于是拟用羚羊角一钱,生地黄一两,元参五钱,麦冬三钱,川贝母六钱,木通三钱,双钩藤八钱,桑寄生五钱,甘菊花三钱,水煎服下。略吐胶痰,明晨人事清醒,十指舒伸,口尚觉干,再与甘寒生津法,如洋参、麦冬、生地、天冬、沙参、石斛、甘草之类痊愈。

是方也,得羚羊角之碱寒,禀坚刚之性,善能平肝清热,佐以桑寄生、甘菊花二味,则羚羊之兼治内外风,而力有余。又有钩藤与羚羊角同行,舒筋活络之功亦伟。生地、元参、麦冬,大能滋水养肝,清心凉血,故一切面呈热状立退,齿舌复润。犹妙在尖川贝,色白微苦,其形象心,能透肺入心,而蠲除痰热。木通苦寒多窍,能通心而导热下行,自然谵妄止,而脉势转和,其神气安有不速清醒也哉。

(《杏林医学月报》第四十期　1932 年 6 月)

案 19　产后误损溺脬案

病者:琼山,郡城外,北胜街,陈氏妇,年三十余岁。

原因：胎产不顺，接生婆手术不精，致误损溺脬。

症候：溺脬既伤，小便遂不禁，终日淋沥不止，颇形困惫。

诊断：痛者已延二月，更数医，不能愈。初延余，诊得六脉濡细，右手尺部微有不续之象，断定为脬损无疑。

疗法：用《济阴纲目》之补脬饮，如法与服。

处方：生熟绢黄色者一尺，丹皮一钱，白及一钱，用水一碗，煎至绢烂如饧，服时勿作声，作声勿效。

次诊：前方服四剂，淋沥止，再用八珍汤加覆盆子、芡实，于气血双补中加固涩之品以治之。

次方：花旗参二钱，茯苓四钱，白术四钱，炙甘草一钱，白芍三钱，当归四钱，熟地五钱，川芎钱半，覆盆子二钱半，芡实五钱。

效果：前方服五剂而动作如常。

（《杏林医学月报》第五十期　1933 年 4 月）

案 20　产 后 脱 汗

黄子灵

妇年四十，产后数天，头眩耳聋，就治妇科老医，用益气聪明汤，服二剂，病忽变险。头汗淋漓，身汗亦多，神昏气喘，颧红股冷，脉微如麻。新产气血虚空，汗为心液，耗泄太过，阳不摄阴，阴不抱阳，正气难以接续，浮阳易于上越，阴阳有脱离之险，危在顷刻。

党参三钱，於术一钱，北芪八钱，原附四钱，当归三钱，炙草钱半，牡蛎六钱，小麦三钱。

上午十一句钟，头二煎连服。下午一句钟再诊，形状如故，原方再服，外用搏汗散。三句钟，其夫急报，病势益险。灵思此方，似不大错，连服二剂，奈何无效，其夫以症危，无意再办药。灵曰：无论如何，再服一剂，以观动静。五句钟，果无效。另作最后破釜沉舟之侥幸，以尽人事。及五句钟，其夫来云,现汗渐减,人事略知。灵曰:既稍有效,不可骤服太过,致生他变。可备一剂,预防深夜汗若反多,则煎服之。如渐止切勿服,明天再商。翌日,脉来有神,汗止肢温,神清不糊,颧红亦退,耳略聪,口微干,卧不敢转动,动则心荡,此为血液枯涸,卫气虚薄。

党参三钱,於术四钱,北芪四钱,炙草一钱,当归三钱,熟地三钱,原附二钱,枣仁二钱,枸杞三钱,龟、鹿胶各二钱。

服数剂而瘥。

(《中医世界》第六卷第一号　1933 年 10 月)

案 21　产后失眠怔忡

王师母　素有失眠怔忡之疾,近因半产,耗血过多,调治月余,仅得起床,身体疲瘦,夜卧不安,心虚易悸,盗汗频泄,口失滋味,大便鹜溏,面白无华,舌色薄滑,脉濡弱沉迟。血衰脾弱,防延成损,治拟理中参归脾法。

党参、炒白术、干姜、甘草、远志、枣仁、腐木香、龙眼肉、砂仁。

(《现代医药月刊》第一卷第十、第十一期　1934 年 4 月)

案 22　子 宫 下 坠

李秋铭

东莞清溪西村乡张李氏,二十七八岁。因产后未满一月,肩挑重物,以致子宫下坠,从阴户突出如茄状,长四五寸,红紫色。一年以来,未尝治愈。但夜间仰卧,遂暂收入。夫妇交合,亦如平日,惟日间动作行走,须用布绊紧,否则突出如茄,操作甚苦,以为一生乐趣,于此消磨始尽。恰该村天花痘症盛行,延予到诊,该妇亦于是时延诊。左右关尺,均沉迟而无力,知为产后气虚,不能收摄,且用力太过,而子宫因之下坠,既一年来,阴户废弛,全无收缩能力,倘不急以治疗,将成吃血痨瘵矣。予用补中益气汤,减柴胡,重用升麻(酒炒),煎服四五剂。外用红心草麻叶煲醋熏之,五日后阴户紧,子宫收。每日用山棕树根煲瘦猪肉,食汤与肉。一月而愈,永照再坠焉。

(《杏林医学月报》第六十九期　1934 年 11 月)

案 23　产后昏晕验案

马冠群[①]

　　如皋车马湖区本镇镇长吴彦如先生之室,于九月初二日产后,忽然昏晕,不省人事。适余出诊远方未归,先延某医诊治,用醋熏鼻法,人事略清,然二目倏不见人,心内烦躁,在床乱跳乱舞,势若发狂。值余归即蒙急足召诊,余诊毕谓之曰:此乃产后营阴下夺所致耳。盖尊阃[②]素体肝阴不足,肝阳有余,况新产则肝阴益亏。夫肝开窍于目,《经》谓目得血而能视。今新产血少,肝木失养,故目不见人。阴亏水不济火,故心内烦躁也,安能因其产后而畏补之耶? 因疏方用阿胶五钱,牡蛎五钱,童便一杯,滋阴潜阴;当归二钱,泽兰三钱,活血行瘀;且新产之后,恐阿胶、牡蛎过嫌腻滞,佐当归、泽兰则无腻滞之弊;朱茯神三钱,安神宁心,以定烦扰。此方服后约一小时,烦扰即定,而目复明矣。

　　著者按:余能治愈此症,乃得力于张山雷先生《妇科辑要》。张氏学问渊博,经验宏富,余若未读该书,恐对于此症不知如何措手矣。且张氏所著各书,议论皆平稳精确,绝无模糊影响之弊。爰志数语,以证张氏医书之可贵,并告我辈后学购书而不知选择者。

(《医界春秋》第八十七期　1934 年 2 月 15 日)

---

　　① 马冠群:即马良伯,字冠群,晚清医家,孟河(今江苏武进西北)人。撰有《医悟》一书,主要采集和仿照王肯堂、张璐、程钟龄等名家有关著述,论述脉法、望诊、伤寒、杂证、妇科、外科等,并附治方。其外科方,半数出自家传。

　　② 尊阃(zūn kǔn):旧时对别人妻子的敬称。阃,指妇女居住的内室。

案 24　产　后　口　渴

邓靖山

去年治愈一产妇,人渴饮水数碗不止,他屡不受补者,故饮以清凉之茶更渴,余着以北芪、白术煎服立愈。此脾虚不能升津耳。

(《杏林医学月报》第六十四期　1934 年 6 月)

案 25　产　后　腹　痛

邓靖山

余妇去年产后数天,脐下内起一团,大如小碗,大痛不止,按之更痛。先服生化汤不效,再服白鸽屎炒冲酒,服后愈片时复作(他年前试过腹痛,用之立愈)。余见其舌纯白,一望知为虚也,以《千金》当归建中汤服行,服一剂全愈。此方即仲景小建中汤加当归耳。以桂枝、生姜祛风,以白芍、当归活血,以枣、甘、饴糖建中,风去血活,则腹痛自止,健中运脾,则结气自散矣。故凡产后,切勿就认作有瘀而治以破血药也。

(《杏林医学月报》第六十四期　1934 年 6 月)

案 26　产　后　腹　痛

程六如[1]

湖边程某之妇,小产后,已经两月,少腹肿痛,渐至满腹膨大,来寓就治。

---

[1]　程六如:据《安徽省地方志丛书·屯溪市志》记载,程六如为屯溪比较有名的医家,擅内、妇科。

诊其脉息弦实，腹大如鼓，按之左腹有形成块，病虽匝月，而形容未亏，询知小产已经三月，经期尚未行动，必系瘀血凝结，气滞不散。余曰此人实证，实为瘀血积成血臌也。方用归尾、桃仁、泽兰、丹参、延胡、三棱、莪术、木香、香附、枳实、青陈皮等味。服后腹痛俱减，而腹大未消，仍将原方加抵当丸三钱，大便下有污恶甚多，痛胀俱失，腹大亦消，只服四剂，竟获痊愈，可见抵当丸治血臌功效之神速也。

（《光华医药杂志》第二卷第九期　1935 年 7 月）

案 27　产 后 腹 痛

程六如

率口程金宝夫人，年约三十，体质素弱，因产后十余朝，少腹胀痛，渐渐膨大，连延数医诊治，服药二十余剂，皆不出产后宜温之范围，如肉桂、炮姜、木香、沉香、当归、丹参、泽兰、陈皮、半夏、厚朴一派辛热，伤气耗阴之品，非但无瘀血攻下，甚至鲜血下漏，而疼痛更剧，腹胀愈大，故延余诊治。其时病已缠绵月余，未能起床，形容憔悴，腹大如墩，似怀有十月之胎，胀痛不止，诊其脉息，两手细数，舌苔红嫩少津，间有白点，面红身热，烦躁不宁，小溲短涩，大便秘结，时矢气则松，腹痛按之亦无硬块。余曰：此产后阴虚火结，瘀血化为污水，胀满于胞经肠膜之间，理应早以甘寒下之。奈何专用辛热伤气耗阴，以致阴液愈虚，火愈旺，其恶露愈结不化，而二便则更为火结不通，不通则痛，痛则伤神，火能伤形，所以病者，形体日弱，病势日剧。《金匮》之大黄阿胶甘遂汤，原为斯证而设焉，无奈病延日久，津液亡枯，姑先拟五仁汤，加滋阴清热之品，方用桃仁、麻仁、杏仁、栝蒌仁、郁李仁、生地、麦冬、元参、丹皮、山栀、车前子等药。连服四剂，大便下有污秽数次，小便亦利。腹大已消去其半，胀痛俱减，身热亦退，乃拨大黄阿胶甘遂汤，加生地、麦冬、花粉、元参、冬葵子、车前子等味，并将前方加减，嘱其将此方服四剂之后，再将加减之方，继服可也。奈病者之夫，亦稍知药性，见用大黄、甘遂，不敢投服，仍将加减之方连服十余剂,病已日渐痊愈,惟腹中稍有微胀,以为无害矣。后隔一月,偶食鲜鸡,致病复发,仍然腹大胀痛,烧热重作,坐卧不安,复求余诊治。余曰此余邪复炽,病根未除也。问前用大黄、甘遂之方,服有几剂,其夫答曰:实不相昧,因见用大黄、甘遂,故不敢服。余曰:难怪今之反复也。不用大黄,不能洗净肠腑之余邪,非甘遂不能逐清胞经之污水,此古人制方奥妙之义也,故仍以大黄阿胶甘遂汤,加生地、麦冬、花粉、丹皮、茯苓、车前子等。一剂见效,二剂病减,三剂而腹胀已消,疹痛未除,后用清热生津养胃之剂,始告痊愈,而无反复矣。可见产后宜温之说,未能尽然也。

(《光华医药杂志》第二卷第九期　1935 年 7 月)

案 28　医一船妇交肠病^①

王亦云

某船妇生产,不能忍痛,仰卧身体,屈曲不舒,致胎转身艰难,临盆努力,将其气下镇,产时肛门欲裂,致恶血下流肛旁,恶血蓄多,将肠头拥挤向前,大便不能从后出,而从前阴,依方书中治法,与五苓散。务初见此证,与五苓散服之。连服数剂,不见动静,窃思之,交肠病多在产后,恐有瘀血,拥挤肛旁,以四逆汤,加桃仁花^②、怀牛膝,令伊每日服一剂,至五剂后,妇以热水浴之,坐入水中,觉肛中气坠下血块,夹白黏如痰等物,继而粪出,不从前阴,妇喜之至,后至予家道谢,用登诸刊端,以资公开。

炙香淡附子三钱,提片均州姜三钱,炙粉草二钱,杭白芍三钱(去皮尖炒)桃仁二钱,原红花二钱五分,怀牛膝三钱。淡附子是原来附片,不是制附片,如畏此方分量大,减半或三股之二,再少无效。

(《光华医药杂志》第二卷第九期　1935 年 7 月)

---

① 交肠病:病名。指大便时有尿从肛门流出,小便时有粪质随尿而出的病患。《证治要诀·大小腑门》:"交肠之病,大小便易位而出。盖因气不循道,清浊混淆。"
② 桃仁花:根据前后文义,应为红花。

案 29　流产后喘咳腹痛

矢数道明[①]，董德懋

　　一妇人年二十九岁，生来向有心脏瓣膜病，以往又曾患肺加答儿[②]及脚气等病，已生二儿。今复妊娠已六月，心动悸，全身倦怠，由某病院诊查即行人工流产。手术后，脉几绝，人事不知者一夜，因尚有胎盘之残留，待经过后，始行退院。一月后，一日呼吸息迫，咳嗽，颜面发浮肿，心动悸而寸步难行，乞余诊之。诊其脉数，腹紧满，右心下部尤为硬满，肝脏肿大，舌胎异状，其症为呼吸息迫，咳嗽，无热，颜面苍白而浮肿，二便闭，心音如奔马，两肺全面为水泡音，心下及下及腹部按之即痛甚。遂断为瘀血上充之结果，依于腹诊之经验，以龙胆泻肝汤同通导散合方，加桃仁、丹皮投之。

　　投药后，余预告之曰：服后必排便下血，服一贴后，即行就寝。未及夜半，遂大脱血流于背下，渗透被褥，血中有一似土瓶盖之血块，盖即所残留之胎盘也，后赴便所续更行下血数次。翌日往诊，喘咳如拭，呼吸亦安，诊其腹一变而为软满，大小便快利，昨日之颜面浮肿亦去，脉亦缓和，两胸锣[③]音全然消失，始自惊为奇验。

　　倾日读吉益南涯《续建殊录》，遇一与此治验类似之处，曰"一妇人，小产后，衣胞不下，忽焉上攻，喘鸣促迫，正气昏冒，人事不知，自汗如涌，众医以为必死，因迎先生，诊视之，心下石硬，小腹濡，目中如注蓝色，乃投以桃仁承气汤，须臾衣胞忽下，至于明日爽快如常"，其方虽异，主旨实系一辙，治验亦相同也。

　　通导散方：大黄、芒硝、枳实、厚朴、当归、红花、枳壳、素朴、甘草。

————————
　　①　矢数道明(1905—2002)：生于东京。1930 年毕业于东京医学专科学校，后学习中医。1954 年在东京医科大学研究药理，1959 年获博士学位。著有《汉方后世要方解说》《临床应用汉方处方解说》《汉方诊疗的实际》《汉方大医典》《汉方诊疗医典》等。
　　②　肺加答儿：即肺炎。
　　③　锣：当作"啰"。

上妇人更月余后,两眼涩痛,流泪甚多,每阅书报,即觉头痛晕眩,已一周余,卒然心下发激痛,日必数次,亦非胃痉挛症。乞余再诊,脉舌无变化,腹状濡软,左侧直腹筋呈轻度之拘挛,心下及脐傍按之即痛,试按左脐部则疼痛尤甚而彻腰,小水不利,依于当归芍药散料投之。一日小水快利,翌日疼痛全除。同方运用一周日,眼痛流泪等,亦从之而愈。后读《类聚方广义》,于当时芍药散栏外注有"眼目赤痛之症,其人心下有支饮,头晕,涕泪,腹拘挛者,又宜此方",始知上治验有合理之点明矣。

（《光华医药杂志》第二卷第九期　1935 年 7 月）

案 30　流 产 后 腹 痛

第三例,某夫人年二十九岁,二年前曾流产三月之胎儿,本年三月六日,突觉如大腹痛,呕气,续下血数次,后乃经闭,现已三月矣。日前因过劳且异食,投以芎归胶艾汤,服两贴,至夜遂再流产,腹痛不止,依于桂枝茯苓丸料投之。至八日腹痛仍未去,脉数微热,口渴大便闭,由午至夜腹痛尤烈,几不能眠。腹诊时,当左侧腹筋拘挛甚著,按之疼痛有动气,其自发疼痛点,限局于左侧肠骨窝内底,盖由恶血停滞所致也。八日夜与以桃核承气丸,夜中大便快利,腹痛减半,九日腹觉微痛,一般状态良好,十日平静。后又因于过食,十一日午后,再发左侧下腹部之激痛,不可忍,夜不得眠,至十二日,仿前效顿服桃核承气丸,非特便不能通,而疼痛更加。其夫君甚焦急,不解为何病,余更与以芎归调经散。三日痛毫不减,发作时以午后至夜中为甚,因不得眠,极觉困惫。余亦甚为焦虑,百方搜索,以其有左侧腹筋拘挛之故,遂又念及当归芍药散方,令其同方服二日,若再无效,即决意辞治矣。十四日,当日服药两贴竟待其疼痛发作,果然方证相对,当日不过微疼即止,夜亦得安眠,翌日午后亦不过微痛而已,复经数日疼痛皆除,余始晏如也。夫人性好勤劳,频欲起床,余执古人言不许之,谕之曰:小产重于大产,大产如栗熟而壳自脱,小如采生栗而破其皮,若断其根蒂,而非自然,其保养应十倍于大产，更与当归芍药散、桂枝茯苓丸料交服，一日后乃复以前之健康。

皇汉医学《应用汉方医学解说》，当归芍药散条下，汤本先生注曰：妇之胃及子宫痉挛用本方，可多奇效，又曰腹痛之部位，当于左侧，右侧者未曾经验，有以上之治验，读斯注，似觉心底释然。

《伤寒论》及《金匮要略》对于腹痛有四十余方之多，而腹痛之考证又颇为难事，余虽尚未悉知其事实，今仅就妇人腹痛十一方，列表如次以资参考。

（《光华医药杂志》第二卷第九期　1935 年 7 月）

案 31　产后水肿之治验

浅田氏[①]

坂本街，石桥荣藏手代彦助之妻，产后水肿肿满，小便不利，气急促迫，一医以谓有冲心之象而辞去。余诊之曰：在于虚里之动静，心下亦必急迫，但肩背水气甚充满，故障碍呼吸，且产后恶露不多，是败血上攻之兆也。因与以桂枝茯苓丸方加车前子、茅根、滑石，兼用海蛇丸一二日，小便大利，而水气顿消。所谓海蛇丸者，系四苓散中加海蛇也。海蛇产于萨州，日名为エラフウナギ，治水气有效，余系得之萨州医员东条玄德君所传也。

【安西安周解曰】本例使用桂枝茯苓丸方加车前子、茅根、滑石之处方，应用于水肿甚佳，尤其如血分肿，妇人因月经之停滞，全身发生浮肿之时，非常奏效。滑石之代用品，可加以大黄，此实验例，于拙著之《汉方新解》中见之。桂枝茯苓丸之处方，已见上述，此系加车前子一·〇[②]，茅根一·〇，滑石一·〇之处方也。

四苓散者，系猪苓、苍术、泽泻、茯苓四味是也。在此方加入海蛇，名曰海蛇丸。

（《光华医药杂志》第二卷第九期　1935 年 7 月）

---

①　浅田氏：日本医家，生平不详。著有《学医规则》六种，成书于 1883 年。

②　一·〇：剂量，即 0.1 克。

案 32　　产后交媾子宫出血

张树勋

凌右，年近而立，小产之后，将近匝月，与异性交媾，夜间忽然少腹连及腰部作痛，子宫内排出白黏液，既则出血不止，色鲜红有块，头眩目花，胸闷纳少，就诊于余，诊断认为小产之后，子宫内膜和血管新组织结缔尚嫩，保护不暇，何能接触？两性相火冲动，不顾一切，只图一时之欢，新组织结缔之内膜和血管，被异性生殖器摩擦，子宫内膜充血，血管膨胀，破裂出血，血出过多，头眩目花，脑部起贫血之状态。治疗以养血定痛，收敛血管，胶艾四物汤，加丹皮、延胡、香附、丹参、砂仁。连服两剂，痛减血止，惟腰酸白带淋漓不止。由于肝肾两亏，虚热下注，子宫内膜虚性发炎，黏膜分泌亢进。补益肝肾，佐以消炎，四物汤加杜仲、断肉、女贞子、白术、赤苓、知母、黄柏，调理半月而瘳。

（《光华医药杂志》第二卷第十期　1935 年 8 月 15 日）

案 33　　李媳产后交媾腹痛

张树勋

李某之子，向在首都为缝纴工作，每岁年终，谨回里省亲一次，翌年即出。今正适值伊妻甫生一女，产后七日，急欲整装动身，意图逞一时之快，遂挟其妻同房。乐极悲来，子宫闭塞，恶露不行，小腹坚硬，板滞不动，如茄子状，日夜疼痛，叫号不安。诸医诊治，毫无动静，或云症属不治，十难一生，或劝就西医解剖，或云求神问卜，议论纷纭。李某不知孰是孰非，商治于余。诊其两脉紧实，舌尖红，苔白滑，紧则为寒，实则为积，红属阴虚，白滑属寒，大便不行，小溲短赤，溺时作痛。病原起于产后接触，寒邪乘虚而入，侵犯子宫，血液凝结，不能流通，子宫壁和腹壁神经被其压迫，失其伸缩之机能，故疼痛。首宜温通祛瘀,不治痛而痛自解,惟一时难求速效,若不图治,久则瘀血不行,愈积愈甚,妨碍血液循环,血液和体温不能互相调节,影响中枢司温神经,张缩不整,则产生寒热,分泌营养机能衰退,不能供给诸组织,诸组织日渐萎缩,皮肤干燥如鱼鳞,形容呈贫血消瘦状态,即干血劳不治之症也。轻则抗毒素充足,只陷局部血管循环障碍,不为干血劳则为癥瘕发作性,稍有痛苦。对于生育方面,大有关系,为今之计,舍温通化瘀无他法,处方用桃仁、归尾、红花、肉桂、炮姜炭、香附、炒延胡、失笑散、青陈皮、焦查炭、陈酒和服,板滞活动,疼痛稍减。伊媳母氏爱女心切,急求速效,于是杂投秘方,并无大效,后经一老农秘治数日,诸病悉退,所用之药,均是温通行瘀之品,苦酒、生姜汁二味煎温,加紫油桂、沉香、豆蔻、生甘草,共研末冲服,其余他药,不得而知,而今而后,可为产科开一生面矣。

(《光华医药杂志》第二卷第十期　1935 年 8 月 15 日)

案 34　产后前阴便粪

邢锡波[①]

　　冯某之妻年二十一岁,以初次生育,不谙胎教,喧嚷过早;兼之该家所请之收生婆,系初开业津门者,既无经验,又乏手术,见产妇呻吟床笫,以为产难,便附床竭力揉按,将近半日,不惟胎不见下,而产妇小腹痛胀已不可支,辗转床头,殊形凶险。后转请收生名家诊视,谓为揉按过剧,脏腑受伤,形证如是,胎恐不保。遂登床按摩片时,略施手术,而胎已脱下,视之形体已糜烂矣。自是脱下,而产妇之痛胀无少减,更加二便闭塞,膨渀欲绝,延医诊治,功效毫无。迨余诊视时,见病者翻转床头,吼咷不止,脉不可扪,只得强曳其臂而诊之,按其脉细微异常,数近七至,脉证合参,此不独气血两伤,五脏元

　　① 邢锡波(1905—1977):河北青县(今属沧州)人,1925—1935 年从师本县名医刘润卿学习中医。其后通过中医资格考试,继于 1936 年始到天津行医。邢氏论著颇丰,计百万余字书稿,但问世者多为后学整理。如由河北中医学院(现河北中医药大学)宗全和整理出版之《脉学阐微》,其长女邢汝雯主任医师与原希偓等整理付梓之《邢锡波医案选》,由其传人辑其遗稿得使《伤寒论临床实验录》刊行。

真之气,亦因受剧烈之揉按而俱伤。其母曰:病者,不但小腹痛胀,近因二便闭塞,胀懑难忍,强为便溺,则粪涩涩自尿道出,痛楚实难言状,是以若是危急也。余沉吟良久,因思膀胱之后,大肠之前,有一夹室,为男子藏精,妇人系胞之所,今因受剧烈之揉创,不惟藏脏受伤,而二肠与膀胱之位置,亦恐因之乖错,是以二便不利也。产妇以便秘胀懑,欲强便以自宽,用力过甚,致将肠壁冲破,粪乃循胞宫涩涩由前阴泄出,窃思产后气血大伤,非当归补血汤,无以复其既亡之气血,使气血壮旺,肠壁自能弥补,复加五苓散以利其小便,使水道通调,则粪自不旁溢也。服后半日许,忽泄水四盆,俄而复泄粪三盆,而痛胀霍然如失,粪亦不自尿道而出,后以调补之剂而痊。

(《光华医药杂志》第二卷第十二期　1935年10月15日)

案35 蓐 劳

张大燨①,顾雨田,凌秉衡

朱右,产后逾年,卧床未起,胃纳虽可,脉细如丝。声音笑貌宛若无病之人,神志魂魄频频不附于体。经水五日大冲,八日小至,循环不净。气随呵欠则上越于巅顶,随下泄则陷于下窍,自谓斯际一如魂飞天外矣。向投补剂,等之不服,逾月加至大剂膏滋,日服全料,仅能暂留飞越之态。症乃八脉俱损,关闸尽彻,药已疲玩,蓐劳难挽。考《内经》云:上下俱病者治其中。譬之马谡失街亭,谋在不守当道耳。勉拟纯一立中,为设关隘,俟有险阻可守,再商他法。药虽一味,四意寓焉。

炙黑甘草四两,煎汤分三服昼夜匀进。

注释:经水藏于冲任,而启闭则全由乎元气,至气之随呵上越,随泄下陷,则中权全无扼要之能,彻上彻下,毫无拦阻。审症者即从此着想,关闸一议,街亭一譬,精切不刊,用药自然切中。然魂飞魄散,已非细故,而声音笑

---

① 张大燨:即张仲华,字大燨,晚清医家,生卒不详,江苏吴县(今属江苏苏州)人。于1846年撰《爱庐医案》,所记医案较简约易览。

貌，犹如无病之人者，何欤？则以胃纳犹可日进，胃气尚能敷布。在下之血，虽已不守，而在上之气，犹能固卫。惟一味蛮补，则几微之气，反为药恶，效何由著耶？然后知纯一守中之妙，真平淡之神奇。

又肝主升，肝不升，则气随下泄而下陷。肺主降，肺不降，则气随呵欠而上越。且肝藏魂，肺藏魄，肝肺失司，魂魄不藏，而飞越矣。然脾胃为升降之原，一身之枢纽在焉，脾运而肝方随脾上升，胃旺而肺方随胃下降，则欲治肝肺，必先治脾胃矣。盖脾胃旺，而后升降有权，枢纽联而四藏皆安也。惟脉细如丝，而声音笑貌，如无病者。《经》曰：脉病人不病，为行尸，正如城中粮尽，而守御之兵，犹能极力支持。其平时之教养，早有以培其本矣。

复诊：三进守中和中止血解毒之法，其力固胜于杂药，神志较安，经水亦止，虽有呵欠下泄，不致魂飞魄散。中流似有砥柱，中气似有权衡，然险要暂守，关隘未固，尚宜重兵防御。拟立中守中和中继之。

台人参一两，真於术三钱，炙黑草四两，生白芍三钱，煎汁分三服昼夜匀进。

案 36　小产气血两亏夹瘀

陈渔洲[①]

病者：叶阿女之室，忘其年，住东莞金山乡。

原因：小产之后，血忽暴崩。

症候：小腹块痛，时或晕厥。

诊断：诊其六脉，若有若无，气血大亏，阴阳将脱，瘀结少腹，凝而不行，故少腹块痛。正邪相争，故时或晕厥。脉症合参，是瘀虽未去，而气血大亏

---

① 陈渔洲(1893—1975)：名泽梁，号藻潜，字渔洲。陈渔洲少时从横坑钟铭鼎治古文，后随父学医。因父早逝，家境清贫，始在村中兼为童子师以糊口。后到广州医学卫生社学习，1925 年以"最优等"成绩毕业。陈渔洲治学严谨，对医术精益求精，治内科杂症，不拘一格，尤善治温病。治白疹，主张养阴清化，反对温补，自成一派。著有《白疹秘钥》《藻潜医案》《藻潜医话》等(据《东莞市茶山镇志》)。

所致也。

疗法：当先大补气血，防其内脱，俟其脉回厥止，再进通补消瘀之剂。此乃留人治病法也。加减胶艾汤合理中汤主之。

处方：高丽参钱半（另煎冲服），炮姜炭钱半，饭白术五钱，炙甘草一钱，真阿胶三钱（和服），旧熟地八钱，西归头五钱，白芍药三钱，厚杜仲三钱，制香附钱半，炙黄芪五钱。

再诊：厥止脉回，头目仍眩，肢体酸疼，少腹块痛，是血气未复，而血瘀未清也。当于大补气血之中，参以宣温通行瘀之品。

再方：高丽参钱半（另煎冲服），枣杞子①四钱，白薇草钱半，紫石英六钱（布包先煎），旧熟地六钱，西归头五钱，制香附钱半，土鳖虫六只（去头足），熟枣仁四钱，炙黄芪五钱，苏木一钱，玉桂心二分（局服）。

三诊：脉浮而数，肢体疼痛已减，少腹块痛亦轻，与补血温通法。

三方：肉苁蓉三钱，鹿角霜二钱，生鳖甲五钱，旋覆花钱半，吐丝饵三钱，西归头二钱，制牛七二钱，枣杞子三钱，炒黑小茴五分（去火气），白芍药二钱。

四诊：脉右寸关滑数，左关尺□②数。口燥舌干，身热溺赤，体质阴亏，阴亏则阳旺，温通之法，不宜再进，当要变更。拟育阴清热，兼行气消瘀法。

四方：败龟板六钱，南丹皮钱半，大麦冬三钱，竹茹二钱，生鳖甲六钱，大丹参钱半，大干地四钱，桃仁钱半，制香附钱，白薇草钱半。

五诊：脉右寸关仍滑数，左关尺亦数。恶露少行，少腹之块，依然未去，且舌心光燥。是胎前感受伏气温邪之状。拟气血两清，兼行气消瘀法。

五方：生鳖甲八钱，西花纷二钱，大元地四钱，冬瓜仁五钱，泡淡海蜇③五钱，北沙参三钱，白薇草钱半，南丹皮二钱，延胡索钱半，土鳖虫四只，大麦冬三钱，旋覆花钱半。

六诊：脉右寸关浮洪散大，左关尺无根。寒战发热，口舌干燥，言语艰

---

① 枣杞子：即枸杞子。
② □：原文缺字，据六诊脉象描述，疑为"亦"字。
③ 海蜇：味咸，性平。归肝、肾、肺经。具有清热平肝、化痰消积、润肠之功效。

涩,邪正交争,欲作战汗,此即《内经》阴阳交之症(《经》谓阳阴交者死)。若邪盛正负,而汗不出,烦躁脉散则死矣。勉与香岩益胃法,使邪与汗并,望其邪从汗解,以希冀于万一耳,盖亦危矣。

六方:西洋参钱半,大麦冬四钱,生甘草钱半,桑寄生三钱,净紫苑四钱,生谷芽六钱。

七诊:身热已退,脉亦柔和,舌心虽干,舌边已润,但汗仍未出。《经》称夺血者无汗,若阴液回复,则汗自然至矣。拟育阴潜阳,清热安营生津以作汗。

七方:败龟板一两,西洋参二钱,净紫苑三钱,白薇草二钱,生石决八钱,生鳖甲一两,肥知母钱半,旋覆花二钱,天花粉二钱,泡淡海蜇五钱,冬瓜仁六钱。

效果:后余还家,将气血两清之方赠下(鳖甲八钱,麦冬三钱,海蜇五钱,覆花二钱,元参三钱,丹皮二钱,丹参钱半,生地四钱,白薇二钱,沙参五钱)。伊照此方连服三帖遂愈。后以他疾终,惜哉。

(《杏林医学月报》第八十期　1935 年 10 月)

案 37　产后冒风夹痰

陈渔洲

病者:陈荫江弟妇,忘其年,住东邑栗边乡。

原因:新产之后,感冒风邪而发。

症候:身中潮热,每日二次,卧则谵语,口甜不饥。

诊断:脉浮而数,恶露已清,是瘀邪已清六七,感冒风邪,痰阻膈中之症。

疗法:以柴胡桂枝汤去人参,解表祛风为君,胆星、佩兰、橘红开膈化痰为臣,当归、桃仁行血去瘀为佐,去人参者,恐其滋腻助邪也。

处方:桂枝钱半,白芍二钱,生姜三钱,酒黄芩钱半,佩兰钱半,大枣二枚,炙草一钱,北柴胡钱半,法夏二钱,桃仁钱半,当归四钱,胆腥钱半,橘红八分。

再诊:脉转洪滑,小便黄赤,仍有谵语,是风邪渐去,痰热未清也,加味蠲饮六神汤主之。

处方:外菖蒲一钱,化州橘红六分,胆南星钱半,金沸草钱半,云茯苓三钱,法半夏钱半,酒黄芩二钱,西藏红花二分(局服),白薇钱半,当归三钱,荆芥炭钱半,丹参二钱,柴胡钱半。

三诊:脉仍洪滑,舌底甚绛,潮热已减,小便赤涩,谵语略减,大便欲出,未能更衣。血去过多,津液亏少而生热,产妇大抵如斯,此冲圣所以有产妇亡津液、大便难之训也。夫是症之热,既由血分所生,加以痰饮为患,是不独血病,而气亦病也。治法当清血分之热,兼去气分之饮,方合《内经》治病必求其本之意。

三方:大乾地三钱,酒黄芩二钱,白薇草钱半,西藏红花二分(局服),青蒿钱半,白芍药三钱,川贝母二钱,紫苑三钱,法夏钱半,旋覆花二钱,益母草,丹皮钱半。

效果:服后遂瘥。

(《杏林医学月报》第八十一期 1935 年 11 月)

案 38 拜读陈渔洲先生小产气血两亏夹瘀医案有所商榷

邓侣农

读陈渔洲先生小产医案。小产后随即血崩暴厥。第一、二诊,大固气血,诚不容缓,足见先生博览群书,胸有成竹,盖亦先得我心。惟自此以下,渐衰以懈怠,故第六诊,脉象右寸浮洪大散,右关尺无根,言语艰涩。盖右脉浮洪大散,阳将脱于外也,左关尺无根,阴将绝于内也,危急之际,药轻不足以愈大病。若不镇摄其真阴真阳,尚待何时,愚有说焉。从来半产妇先必气血两亏,然后乃有斯证,所谓物必先腐,而后虫生,凡胎在母腹,全赖母血以养之,气以摄之。盖血之所长者,由气所生,气之所生者,由阳所化,《内经·阴阳应象大论》所谓阳化气者是也。然气亦为血之帅,气行血亦行,气停血亦停,气充血亦充,气亏血亦亏,理固自然。若乃孕成之后,饮食不节,卫生不讲,或因他病,证治不良,皆能伤气血而损及胎元,将有半产之虞。故半产之妇,往往血崩,如澎湃莫制,肝风内动,而眩晕暴脱,险象随之而见,于斯时也,虽有敏皆,莫措其手,大补气血,固属必然,此治本也。惟危急之际,治标为先,急以白沙糖斤余之多,置诸布片,摊之令厚,令妇坐之,以制其奔腾之血,又以三蛇陈皮末调茶灌之。如闭目昏迷不醒,以大热水濡毛巾,扭令干,置林文烟花露水于毛巾,乘其热度而盖其面目,风自熄而昏自醒矣。用药以八珍汤为本,汤内必用高丽参,加阿胶珠、血余灰、棕榈炭,以止其血崩,仍有眩晕,酌加熄肝风之品,如暴脱大汗,加炙芪、熟附以回其阳。盖用附子者,可暂不可常,有不得已用之者,亦暂用之,取其能引补气药,以复其丧失之元阳,能引补血药以复其欲绝之真阴。盖附子原不利于失血证也,但于脱证危急之际,及不得不用,惟中病则止,须知进知退,方为上工。读《内经·阴阳应象大论》有云:壮火之气衰,少火之气壮,壮火食气,气食少火,壮火散气,少火生气。盖壮火之药,指乌、附、姜、桂之属;少火之药,指参、蓍、归、草之类。夫壮火之品,能食人之元气也,所以壮火之气衰,而散人之气。少火之品,人之气食少火也,所以少火之气壮,而生人之气,故附子不利于失血证者此耳。至于破瘀之药,以未治之,人之元气充足,血自流行,何必拘于破瘀哉,倘或瘀仍不去,少少与之可也,愚不揣固陋,特献芜词,互为商榷耳。

(《杏林医学月报》第八十二期 1935 年 12 月)

案 39　小产瘀阻结胸

陈渔洲

病者:陈成之室谢氏,年约二旬,住石垾乡。

原因：小产之后，瘀阻不行，致成斯症。

证候：脉浮缓无力，舌苔微黄，汗出头疼，胸腹绞痛。

诊断：营卫不和，肝血内虚，是以汗出头疼，而脉浮缓无力。肺有微热，故舌苔微黄。瘀血内阻，气机不通，则胸腹绞痛。脉证合参，即王海藏[①]所谓血结胸也。

疗法：宗王海藏法，以桂枝红花汤，加当归、桃仁、丹参调和营卫，清热养血而散瘀邪。再加苏子、覆花宽胸行气，盖气行则血行，血行而痛自止，即书所谓通则不痛是也。

处方：桂枝钱半，白芍三钱，生姜五钱，炙草一钱，大枣五钱，丹参二钱，覆花二钱，粒花[②]一钱，桃仁三钱，苏子钱半，当归身四钱。

再诊：脉状略柔，胸痞略开，惟脐下悸动，上冲于心，是瘀滞仍未清也，仍主前法加减。

再方：沉香节八分，北杏仁三钱，丹参二钱，延胡一钱，白芍二钱，藕节三钱，川楝子二钱，光桃仁二钱，桂枝一钱，冬瓜仁五钱，薤白二钱，苏子钱半。

三诊：左寸脉伏，余部弦滑，苔尚微黄，腹仍绞痛，气复上冲，肝气不和，瘀仍未尽，仍主前法加减。

三方：生鳖甲六钱，土鳖虫八只，柴胡一钱，白芍三钱，淡鱼古[③]四钱，丹参二钱，生赭石四钱，桃仁钱半，冬瓜仁五钱，覆花二钱，台乌钱半。

四诊：脉左部已柔，右仍弦滑，苔尚微黄，腹痛虽减，咳嗽不已，阴分损亏，肺热未净，仍主前法加减。

四方：川牡蛎六钱，生鳖甲六钱，苏子钱半，花粉钱半，白芍三钱，西藏红花二分，淡鱼古四钱，射干钱半，南杏三钱，覆花二钱，香附钱半，土鳖六只。

五诊：左部虽和，右仍弦滑，腹痛虽止，瘀积已清，但咳嗽未蠲，肺热仍

---

① 王海藏（1200—1264）：即王好古，字进之，号海藏，赵州（今河北赵县）人。受业于张元素、李杲，著有《医垒元戎》《此事难知》《汤液本草》《阴证略例》等，长于脾胃学和本草学。

② 粒花：即红花。

③ 淡鱼古：即海螵蛸，海螵蛸经过多次清水漂洗，基本没有咸味了，故又名"淡鱼古"。

未清也,与清肺降气法。

五方:生鳖甲六钱,生蛤壳六钱,前胡钱半,苏子钱半,飞海石三钱,川贝母三钱,紫苑三钱,覆花二钱,冬瓜仁五钱,北杏仁三钱。

效果:服前方一剂,右脉已柔,咳嗽亦止,后以甘淡之品,调养数日遂愈。

(《杏林医学月报》第八十四期　1936 年 2 月)

案 40　治愈三年久之产褥痨

吴景竣

莫谓久病一定温补,须按症下药,乃能奏效。六年前,乐会四区双卜村,吴运廷之妻,年仅四十,因生产之后,调护不周,遂得产后病名之。彼时余远足南洋,未悉经过病状,返梓之后,其夫聘诊于余。详问细谈,搜集前方,均是八珍汤加减,以熟地为主,或六味丸、肾气丸之类,据称服药不下二百剂,今则病势殆危矣。临诊,由病者自己苦诉:"病已三年,凡称能手之医家皆请赐方,险象日见。日间微无寒,夜里发热,虽严寒之月,要脱□①掷被,始得睡眠。小便黄而少,大便每隔五六日或三四日下黑黄燥屎,极少极少,饭食亦少,头晕眼花,耳聋心悸,肌肤甲错,腹痛上冲,口舌干涸,月事永无,求生不得,欲死不能,终岁高枕而卧,苦何言状。"以手诊之,六脉俱伏,起落如丝,肌肤消瘦,不堪观瞻,舌面无苔,状如猪之腰子,光泽无霞。——审问周详,扪心自思,作难于我矣。寻思论文:"太阳病不解,热结膀胱,其人如狂,血自下,下者自愈。其外不解,尚未可攻,当先解外。外解已,但少腹急结者,乃可攻之,宜桃核承气汤。"又"妇人腹中诸痛,当归芍药散主之"。《千金》三物黄芩汤方解:"治骨蒸劳热,久嗽,男女诸血证,支体烦热甚,口舌干涸,心气郁寨②者。又治妇人血热不解,诸药不应者治之。"桂枝茯苓丸方解:"治有经水之变者。"再思东

---

①　□:原文缺字,根据前后文义,可能为"脱衣"。
②　寨:疑作"塞"。

洞翁之言,其症状大致不差,处以桃核承气汤、当归芍药散、三物黄芩汤、桂枝茯苓丸混方,加人参、附子、䗪虫等,煎汤服之。病退其半,再进之,瞑眩特甚,阖家怕得足忙手乱,数时之后,冰消云散,继投补血养气之剂,服三四次。约两个月,已闻管理厨房事宜,不越半年,恢复操作矣。

(《杏林医学月报》第八十八期　1936 年 6 月)

治愈三年久之产褥劳(续完)　琼州吴景焌

　　按:该病因,是血毒为患,波及各脏器无疑。夜里发热,是其确证。然其理由,未敢独创,待诸高朋,以医不逮。而大便干燥,舌面无苔,颇有讨论之价值。以余意申之,每隔五六日得燥屎一次,身体颇觉安适,转而复旧,是血毒害及消化系,致肠胃分泌液减少,消化机能同时衰减,括约筋伸缩亦感困难,不能如常排除,致糟粕积聚其中,各部之抵抗机能皆集全力与之对付,以期如数排出,使各脏器安宁。然不能如愿,迭起驱逐,几日之间,只得排出少量之燥屎,而燥屎之所以少,腹部又无胀,是胃蒸发机能,尽量吸收其废液,以为救济,引其饭食减少,月事永无等见症。胃有疾患,舌必现之,而又光滑无霞,是各系官能失职,彼此不能兼顾,传送病毒于口舌之工作机能,此时亦无遑顾及,所以状似腰子之皮而无苔,服以推陈致新,凉血补血养气。回[①]复机能衰减之剂,不日康健,各地同仁,以为是乎。

(《杏林医学月报》第八十九期　1936 年 6 月)

案 41　新 产 温 病

陈渔洲

病者:陈承恩之室,年二旬余,住石埗乡。

原因:今年秋间,天气亢旱,新产数日,感受温邪而病。

症候:六脉沉取滑数,舌苔干白,舌底色淡,夜则发热,口渴喜饮。

---

① 回:即"恢"。

诊断：新产之妇，血液多虚，但细审脉症，是刻下复感温邪之状，宜先清其客感，所谓无粮之师，利于急战也。

疗法：法宜养血，清热，宣肺，透络，盖肺气一宣，则温邪自易于外达矣。

处方：桂枝钱半，鲜葱白三枚，白芍三钱，茯苓皮八钱，丹参二钱，丝瓜络钱半，葛根一钱，桑寄生五钱，苏子钱半，川射干钱半，藕节二钱，飞滑石四钱。

再诊：脉弦软而滑，舌色红绛，身热虽减，大便微溏，良由新产气血损亏，不任寒凉所致，要标本兼顾为合。

再方：桂枝钱半，车前子钱半，丹参一钱，大淮山五钱，云苓三钱，炒白芍二钱，白术三钱，熟南豆三钱，苏子一钱，春砂花钱半，桑寄三钱，生姜汁数滴冲服。

三诊：左部已柔，右仍弦滑，舌苔微黄，已由血分转出气分，与育阴养血以善后。

三方：生鳖甲六钱，白薇钱半，川牡蛎六钱，藕节二钱，制香附钱半，苓皮八钱，醋枚花钱半，谷芽五钱，金蝉花二钱，白芍二钱，柏子仁三钱，桑寄三钱。

效果：服后热退脉静而痊。

（《国医砥柱月刊》第二期　1937 年 2 月 1 日）

案 42　新 产 发 狂

陈渔洲

病者：刘惠室人袁氏，年二旬余，住沙墩乡。

原因：胎前伏热，产后痰瘀交蒸，复感时行燥毒之气而发。

症候：癫狂失心，口不渴饮，夜中发热，面目红赤，言语善恶，不避亲疏。

诊断：脉状沉取弦滑，舌尖甚绛，脉症合参，是肝胆火盛挟痰瘀，毒邪上冲胸部，扰乱神经，发为狂痰。

疗法：治当凉肝清热，而引冲血下行，并佐以解毒除痰之品，乃为合法。毒甫建瓴汤①加减。

处方：生赭石八钱，干地黄六钱，白芍五钱，生牛膝三钱，川连二钱，生甘草三钱，田七钱半，酒龙胆钱半，旋覆花三钱，泡海蜇八钱。

再诊：脉沉仍带弦滑，舌心略有白苔，舌尖虽绛，较昨已淡。昨夜亦略见安静，脑中冲血，已有下降之势，仍主建瓴汤加减。

再方：生赭石八钱，白芍五钱，酒龙胆半钱，覆花三钱，西藏红花三钱，莶苊②三钱，丝瓜络三钱，干地八，生甘草三钱，龙齿六钱。

三诊：脉左部弦滑，右部弦缓而滑，舌尖仍绛。肝阳尚旺，狂仍未减，痰热未清，加味铁洛饮主之。

三方：生赭石两半，川牡蛎一两，竹黄五钱，杭菊三钱，煅蒙石三钱，生牛膝三钱，酒龙胆二钱，木通一钱，干地黄八钱，柏子仁五钱，藕节三钱，丹皮二钱，另用旧铁钉二两，烧红烙水煎药。

四诊：脉仍弦软而滑，舌色仍绛，肝阳尚盛，血热仍未下行，仍主凉血降血法。

四方：生赭石一两，丹参二钱，酒生军一钱，天冬五钱，生牛七四钱，石决一两，酒龙胆一钱，蒙石三钱，柏子仁五钱，干地八钱，生枣仁四钱，旧铁钉二两，烙水煎药。

五诊：脉已渐柔，舌亦渐淡，狂亦渐减，但心犹恐惧，时发惊骇，《经》言肝藏魂，肝胆火盛，血液虚少，魂不安，则发为惊恐，仍照建瓴汤加减立法。

五方：飞磁石六钱，白芍五钱，生赭石八钱，竹黄五钱，川牡蛎一两，远志二钱，酒龙胆一钱，覆花三钱，生枣仁三钱，茯神五钱，柏子仁五钱，桑寄五钱。

六诊：脉弦软滑数，舌色难净，但昨夜潮热，大便滞下，伏热未清，改受育阴、潜阳、化湿、解毒合法。

---

① 建瓴汤：出自张锡纯《医学衷中参西录》，由生怀山药、怀牛膝、生赭石、生龙骨、生牡蛎、生怀地黄、生杭芍、柏子仁等组成，具有镇肝息风、滋阴安神之功效。
② 莶苊：《名医别录》记载"莶苊、味甘、寒，主解百药毒"。《本草备要》记载："补，和中解毒。寒利肺，甘解毒，和中止咳，治消渴强中，痈肿疗毒。"

六方：川牡蛎一两,白芍四钱,生赭石六钱,知母二钱半,青蒿梗钱半,丹皮二钱,蜡梅花二钱,白薇二钱,丝瓜络三钱,桑寄五钱,仙半夏二钱,鳖甲八钱。

效果：服六诊之方,狂愈八九,脉亦渐柔,后以沙参、淮山、南杏、桑寄、谷芽等清养之品,调理数日,渐以向愈。

说明：产后之症,其气血虚者,周宜温补,若胎前伏热,产后痰瘀交蒸,不特忌投温补,反宜凉血泻热。如此案首尾六方,所用胆草、木通、酒军、蒙石、田七、赭石、牛膝等,皆大剂苦寒泻血之品,始能克奏肤功,若不辨症之虚实,宜攻宜补,见其产后,死守丹溪大补气血之言,其不杀人者,吾不信也。

（《杏林医学月报》第九十七　1937 年 3 月）

案 43　产后子宫不收缩治验

黄国材

曾日三先生夫人分娩后,胎盘不下,用手术取下,因精神倦怠,服高丽参过多,发生消渴症。烦躁大渴,遂饮遂溲,每日尿约六十磅,少腹内有圆形物如橙大,可按而得。愚诊,先治其消渴,用《金匮》肾气丸加减,改丸为汤,连服五剂,痊愈。惟腹内肿物未消,断为子宫未收缩,西医收缩子宫,用麦角剂。今仿其意,用活血疏气法。川朴二钱,青皮一钱,白归三钱,香附三钱,丹皮一钱,蒲黄二钱,十余剂痊愈。按子宫不收缩,必子宫郁血,故疏气活血而效。

黄建常先生夫人,妊娠七月胎坠,时发寒热似疟,小腹胀满,内有圆形物如橙,掬之挺然。诸医诊为瘀血块,百治不效。愚诊脉虚数,按之即散,腹诊,果有圆形物,在脐下腹内,断为子宫不收缩,兼体虚。用白术二钱,西党三钱,白归三钱,青皮二钱,小茴二钱,枳壳一钱,广皮一钱,牡蛎粉二钱,栀仁五分,共服三十余剂而愈。

（《医学杂志》第九十四期　1937 年 4 月）

案 44 产后治验

张确余[①]

病者：三区岩头铺长嘏乡，刘化根妻林氏，年十九岁。

病状：民国十年一夏历六月廿今日。产后九朝，身微热，汗多，口味淡，不思饮食，言语不甚分清，据其家姑云，产时下血露颇多，二朝后血露属少，现亦有通，脉左右俱浮细。

诊断：此产后气血俱虚，兼有瘀滞也，治宜顾其虚而去其瘀，生化汤加参，正为适用。

处方：当归八钱，川芎三钱，炮姜钱半，桃仁钱半，炙甘钱半，丽参二钱（另蒸冲服）。

二诊：余系廿六入夜后到诊，发方后，嘱伊本夜服二剂。廿七早再诊，身热已除，汗亦收，人甚分醒，惟饮食仍不思，血露较多些，加有腹痛，脉中部仍细，特有神耳。

二方：当归八钱，川芎三钱，炮姜钱半，桃仁钱半，香附钱半，炙甘钱半，丽参二钱（另蒸冲药服）。

三诊：上午服一剂，腹痛除，人已分醒，饮食略进，于原方再加白术三钱，下午服，夜复渣。廿八早三诊，脉左右俱和缓，据云昨夜半颇思食，已进饭小半碗。

三方：炙蓍五钱，白术四钱，归身四钱，陈皮二钱，升麻一钱，柴胡钱半，生姜钱半，红枣三只，丽参三钱。

效果：上午服一剂。饮食多进，已能起床。后以参、附收功。

（《杏林医学月报》第一〇一期　1937 年 7 月）

---

① 张确余（生卒年不详）：广东翁源医家。世医，前清附生，韶州师范学校毕业，历任翁源县立高等小学校教员。与刘琴仙、陈应期同主办"翁源中医研究社"中医专门学校。专治内科，精医妇科。

案 45 产后若无瘀证凉药可不禁用验案
鄂棣华

张姓少妇产后阴分大亏,孤阳独旺,以致发热口渴,坐卧不宁,六脉沉数,尺部尤甚,他医咸以产后多瘀,凉药碍难施用为辞。余查其见证,并无腹痛痞块,可为无瘀佐证,乃以鲜生地、鲜竹茹、鲜石斛、天花粉、生白芍、全当归、二冬、知母、鲜藕,养阴清热之品一剂即安,再则愈矣,姑志此待正。

(《国医砥柱月刊》第一年第十一、第十二期合刊 1938 年 12 月 15 日)

案 46 产 后 结 胸
陈渔洲

病者:袁颂如室人,二旬余,榴花人,现住石龙镇。

原因:产后旬余,误投温补,痰瘀交结,遂成结胸。

症候:胸中结痛,咳嗽痰多,渴喜热饮,气喘头眩,两胁微疼,不能起坐,起则晕厥。

诊断:脉状缓滑,舌苔黄而底绛,脉症合参,是素因阴虚,产后误投温补,痰瘀交结于胸膈之中,肺不肃清,肝阳升动,成为结胸之候。

疗法:与清肺镇肝,宣疏胸膈立法,加味小陷胸汤主之。

处方:瓜蒌实四钱,仙夏三钱,川连钱半,冬瓜仁八钱,田七钱半,茜根钱半,薤白二钱,生赭石六钱,葶苈钱半,丝瓜络二钱,生蛤壳八钱,旋覆花三钱,生姜汁半匙(冲服)。

再诊:脉右弦缓滑,左弦紧滑,舌苔尚黄,气仍喘逆,口渴无汗,是冲气未降,外邪未清所致,加味麻杏石甘汤主之。

再方：麻黄五分，北杏三钱，生石膏四钱，炙甘草八分，苏子钱半，川牡蛎八钱，生赭石五钱，薤白二钱，田七钱半，瓜蒌皮钱半，瓜蒌仁二钱，淡海蛸五钱，仙夏二钱半，生姜汁半小匙（冲服），白酒一酒杯（合煎）。

三诊：脉转弦软滑，较昨略柔，黄苔已退，舌底仍绛，咳嗽未止，气仍喘逆，胁肋尚疼，口仍渴饮，微见汗出，是外邪已解，肝肺痰热未清，与肃肺平肝法。

三方：生蛤壳六钱，川牡蛎六钱，飞海石三钱，花旗参钱半，白芍药二钱半，北杏仁三钱，冬瓜仁八钱，旋覆花二钱，肥知母钱半，田三七一钱，苦葶苈钱半。

四诊：脉虽略柔，沉取仍带弦滑，舌色光绛，渴虽渐止，咳嗽未蠲，两胁尚带微疼，肝肺积热未清也，仍主前法进退。

四方：生蛤壳八钱，川牡蛎八钱，花旗参钱半，鲜茅根两半，白芍药三钱，田三七一钱，冬瓜仁八钱，南杏仁五钱，泡海蜇六钱，淡海蛸五钱，前胡钱半，苏子钱半。

效果：病者家贫，无力再延复诊，翌日其夫来茶山，言昨日服药后，诸症均已减轻，胃纳亦渐苏醒，白疹满布胸腹颈项，特请先生拟一善后方。余乃书牡蛎、蛤壳、茯神、仙夏、白芍、腊枚、洋参、海蛸、谷芽、南杏、覆花等清养之品与之。后数日，余因事出石龙，则见其健步如常矣。

（《文医半月刊》第三卷第十一期总号第五十三期　1939 年 6 月 1 日）

【编者按】

产后病的病因病机，有几个特点。

一是亡血伤津。由于产时分娩出血、用力出汗伤津液等，阴血亏虚，虚阳浮散，变生他病，致产后血晕、产后痉病、产后发热、产后大便难、产后小便淋痛等。如案 23，素体肝阴不足，肝阳有余，新产后阴血耗损，则肝阴益亏而出现产后昏晕。

二是元气受损。若产程过长，产时用力耗气，或失血过多，气随血耗，而致气虚失摄，冲任不固，产后恶露不绝、产后乳汁自出、产后汗证、产后发热等。如案 20,新产气血虚空,头汗淋漓,耗泄太过,阳不摄阴,阴不抱阳,正气难以接续,浮阳易于上越,现阴阳离决之象。

三是瘀血内阻。分娩创伤,脉络受损,血溢脉外,离经成瘀,或胞衣、胎盘残留,瘀血内阻,败血为病,致产后发狂、腹痛、产后发热、产后恶露不绝、产后抑郁等。如案 10,产后血晕狂谵,继而沉沉若睡者,系败血冲阳明,继而内蒙心胞。

四是产后百节空虚,津血俱伤,腠理疏松,若起居不慎,感受六淫之邪,均可致气血不调,营卫失和,脏腑功能失常,冲任损伤而变生产后诸疾。如案 16,产后体虚,更换衣服,偶为不慎,风邪即乘虚而直中于营卫之间,而出现忽觉畏寒,旋即发热,汗出面赤,头痛气急,咳喘吐痰等症。

产后病的治疗原则,根据亡血伤津、元气受损、瘀血内阻、多虚多瘀的特点,本着"勿拘于产后,亦勿忘于产后"的原则,结合患者病情进行辨证论治。如案 1 的治疗,前医拘于产后,产妇头痛发热,给予四君子汤、四物汤加退热药后,病势转重。黄眉孙用大剂白虎汤后,患者病势减轻,后白虎汤加羚羊犀角身热退。案 6,生产五六日后大渴烦躁,小便短涩,病者自言胸中如焚,烦闷已极,必得西瓜食之而后快。其家人戚友,以生产后数日,西瓜乃大凉之物,以为不可食。蒋兆桂认为患者胎前本有伏暑,加以产后血室空虚,热邪乘虚而入,营血被其煎熬而干涸甘润寒凉之西瓜,对于此症,甚为合拍,治以竹叶石膏,佐以清营养阴之品,两服而痊。

第五章　癥瘕篇

案 1　妇科子宫癌案

刘蔚楚

　　黄夫人年五十二,寓北京北柳巷。当其年三十余,产后小腹刺痛,西医验是蓄瘀,子宫膜发炎,久治时痛时止,更中医亦未愈。将五十,每痛甚必流血,西医再验,谓子宫结瘤,积久成癌矣。民国十年春,前广东议长黄君嵩龄,时官交通部参事,以夫人病危求治。言发热昏卧,血崩气逆,大汗淋漓,不思食者,五十余日矣。往诊,脉浮弦,告君曰:脉症合参,是肝燥脾虚,外风乘袭,危急如此,且图止血扶脾,以固其脱,遑暇他及耶(方以正土木人参钱半,云苓三钱,於术四钱,砂仁八分,布包贯众炭三钱,龙骨二钱,生牡蛎八钱,前服方成)。余自讶曰:六君加减,未靖浮动虚风,断断无效,君愕然。余曰:容再思之,乃嘱煎成,借产后治虚风法,取醋浸荆芥穗钱半,黑豆一大碗,干锅炒透,以药水冲入,盖密片时取服。水道开则血道闭,用茯苓亦止血法也。幸血少汗减。再诊,余曰:蓄瘀发炎成瘤,验自非虚,但治胞者必治肝,与治疝病同。肝脉络于前后二阴,使瘀早化,热早清,奚至于此。夫人性急善怒,肝盛显然,其脉弦大,其血秒浊,色黄痿,舌黄腻,人醒而腹痛作,多痰吐烦渴思饮,是血去多而阴亏肝亢,病太久而中气耗伤,镇肝养脾,且图将护,可乎? 君深以为然。(以苇茎汤,鲜苇茎二钱,苡仁五钱,冬瓜仁五钱,去桃仁,加法夏二钱,西洋参一钱,云苓、炒小蓟各三钱,布包旋覆花、法夏各二钱,大瓜蒌一枚,竹茹、醋炒元胡各钱半，广皮八分，又用生牡蛎六钱，茅根炭五钱，莲蓬、贯众炭各二钱。先煎去滓纳药)此类药约用一星期，始血止不吐思食，但一冒风者头痛痰咳，即酌减前药[闷咳加苏梗、枇杷叶各钱半，痰呕加藿香梗、白芷各一钱，砂仁用一钱，法夏用三钱，一食多即胸胀嗳气，加朴花、大腹皮绒、甘草(水泡)，各二钱。一动怒即阴痛血流，加炒板蓝根二钱，羚羊角八分，并以犀黄丸一钱，小金丹一丸，分朝晚服。夫人忌滞恶酸，临病问病人所欲，故未用山萸肉、五味子、乌梅炭等。若白鸡冠花(布包)一两，金钗斛三钱，鹿衔草、浙贝母、油归身、白芍等，丹参、四制香附、白蒺藜、淮山药各二钱，石莲肉、软柴胡、知母各钱半，制首乌、生杜仲、桑寄生、桑葚、络石藤各三钱，生乳香、没药各七分，炒鱼肚、海藻、胆星各一钱，另黄腊一钱(烊服)，楮树皮末一钱，药水和服等]。随时酌量，加减进退。此亦相其气体而补救耳(若夫外科，王洪绪《全生集》，徐批陈实功《正宗》，固涉猎家简明善本，谓红肿为痈，白塌为疽，非纯阴者为半阴阳，在外以皮色辨之，在内以脉候察之。或内消，或排脓，或去腐，或生肌，或收口，良法具在。徐批谓即有不常见三症，而可择应用法推之。与谓芪草炙熟增痛，皂角刺少用则破，多用则消等均可实验。孙中山先生肝癌，癌与嵒、岩通，中医治肺胃肠各痈，耳熟能详。今证以乳岩，正是此癌字矣)。十一年夏，西医验上海陈少奶是子宫癌。余用法未尝不治。十二年夏吴君仲池，余友日本医验是颈癌入骨，共诊，均决其能夏不能冬(诊断法另详他日)，无怪徐批真岩无愈理。近一西医由京师来，传话人述其言，孙经解剖全肝黑硬，内成癌蓄脓瘤有三，其一最恶，有传变性，成癌则细胞能流入淋巴管血管，传于他处，续发诸他部，传毒于心房，原因有由慢性的继续激刺者，有由人体组织的发育力，失其平衡者，有与遗传有关系者，癌成多在年四十体弱以后，孙症实无治法云。但《正宗》谓瘿阳瘤阴，薛立斋说瘿瘤俱有，五辨之精详，除粉瘤多生耳前后，或下体，黑砂瘤多生臀腿可刺。余遵法服药敷贴自消。切不可刀针掘破，血溢立苞，外症且然，况内藏乎。

(《绍兴医药月报》第二卷第五号　1925 年 5 月)

案 2　妇科癥瘕案

张锡纯

病者：李氏妇年，近四旬，住盐山东北，李边务武生李佐亭之妻。

病名：癥瘕。

原因：产后恶露未尽，结为癥瘕。初原甚小，渐长而大，复渐长而上。其初长者稍软，隔年则硬如铁石。七年之间，上至胃口，旁塞两肋，饮食减少，时觉昏愦，剧时昏睡一昼夜，不饮不食。屡次服药，分毫无效。后因愚为其夫姊治疮证觌[1]面，自述其病，问还有治否。诊其脉有根柢，许谓可治。为其病实身弱，为开助气破血之药授之，嘱其连服三十剂，癥瘕必消。执意病人以愚为当面应酬，自揣其病，断无可治之理，竟置不服。至隔年病又加重，复延为诊视。

症候：此时昏睡四日不醒，其家人惶恐无措，为备后事。诊其脉虽虚弱，仍有根柢，其所以昏睡不醒者，因有虚热挟痰上攻也。爰投以降火清痰之剂，豁然顿醒。

诊断：病人因服药有效，转念病或可治。愚因恳切告之曰，去岁若服余药，病愈已久，何至复有此危险。然因脉象有根，病虽危险，仍可救愈，甚勿再迟延也。

疗法：欲治此证，固当以消除癥瘕为主。然病久体弱，不能胜药，必重用补气之药辅之。俾气旺自能运行药力以除病。不然，则凡破癥瘕之药，皆能伤气，恐癥瘕未消，而气转莫支，此疏方时不可不预为之防也。

处方：生箭芪三钱，野台参二钱，生於术三钱，生怀山药五钱，花粉四钱，肥知母四钱，京三棱三钱，蓬莪术三钱，生鸡内金三钱（捣细）。

用水煎至将成，掺好醋小半钟，煎一大钟，温服。

---

① 觌（dí）：见，相见。

结果：上方如法。服三十余剂，病大见愈。惟最初所结之病根，如核桃之巨者尚在，又于方中加水蛭（不宜炙用）一钱，服数剂，癥瘕消无芥蒂。后用此方，屡治女子癥瘕皆效。即廿余年者服之，亦可除根。因将此方，登于拙著《衷中参西录》，名之曰理冲汤。

按：因病久体虚，而用攻补兼施之法，非孟浪者可比。况培补药多于破消药，尤为稳健，惟三棱、莪术，虽能消冲中瘀积，以破癥瘕，而气质香燥，故用花粉、知母之清滋，以监制之，此其所以可多服而收效也。方从《内经》乌鲗骨丸、《金匮》大黄䗪虫丸脱化而来，方后加减亦详。凡服后觉闷者，减芪、术各一钱；觉气弱者，减棱、莪各一钱；泻者，以白芍代知母，於术改用五钱；血热者，加生地、天冬各数钱；血寒者，去知母、花粉，加桂、附各一钱；瘀血坚甚者，加阴干生水蛭一二钱。若病人身体羸弱，脉象虚数者，去棱、莪，将鸡内金改用四钱，因此药能化瘀血，而不伤气分也。案中加入生水蛭者，因曾用水蛭一两，香油炙透为末，每服五分。日两次，服完无效，后改用生者。如前服法，一两犹未服完，癥瘕尽消，病愈后亦无贻害。何廉臣僭评。

（《绍兴医药月报》第二十八期　1926 年 4 月）

案 3　停瘀结症

李秋铭

惠阳金斗叻乡妇人薛丙娇，年二十四岁。患停瘀结症，于腹哀穴[①]横绊中腕[②]，长十余寸，宽二寸余，如游龙侔腹，不时起伏动作，动则痛，不动则止，面黄肌瘦，月信不潮。自二十一而至二十四，间有瘀血点滴而下，无间岁月。药石乱投，百医罔效。自分不起，后得伊戚沙茔乡陈某介绍延予诊治。切其左关尺洪数，右关尺沉实，断为隐曲不得意，且行经如厕临风，并嗜酸敛瘀。《济阴篇》云："二七天癸至，行经莫嗜酸，如侧临风向，停经易病肝。"肝

---

① 腹哀穴：属于足太阴脾经，位于人体的上腹部，当脐中上 3 寸，前正中线旁开 4 寸处。
② 中腕：即中脘穴。

为心母,肾为肝母,血海乃肾脏统系,为女子天然生命。倘肝木荣,则心火自旺,心为离而坎为水,坎离已济,则月水依时下,谓之信经,而百病不生,且易生育。兹为血海停瘀积垢,失其职守,故成结症。予用四物汤,加田三七、马鞭草、瓦垄子[①]、干漆。服四五剂,取其活血通经散瘀。以艾灸腹哀二穴,血海一穴,肾俞二穴,谷二穴,三阴交二穴,各灸三壮。逾夜泄上恶血盈盆,而积聚处积轻软,不动而痛止。后用少腹逐瘀汤,加干桂心、紫石英、生牡蛎。四五剂后,泄下脓血,症结已除。再用调经祛郁之品,而月水通,气血暂复,寻愈。

(《杏林医学月报》第六十七期　1934 年 9 月)

案 4　石瘕之临床实验

柯泽庵

病者:何任氏年,三十一岁,住安乐乡何家庄。

病名:石瘕。

原因:客岁夏间经水期来,因天气酷热食西瓜两枚,晚饭冷餐,夜间露宿,醒来觉凉经水适断乃发。

症候:初起微寒微热,少腹小有硬块,日渐长大,月信不行,头眩面黄,若是者现近一周。

诊断:经停腹大,有子之兆,但脉象沉细而弱,非滑疾可比。矧产期已至,毫无动静,之举非胎孕可知。症本由经行之时,内而饮冷,外而感寒,外寒自阴户而入,内寒据胞门为应,致气滞血凝而作祟耳。证之《内经》石瘕生于胞中寒气客于子门,子门闭塞气不得通,恶血当泻不泻,衃以留止,日以益大,状如怀子,月事不以时下,若出一辙,故曰非胎也,石瘕也。

疗法:以舒滞气,温经脉,破瘀血,攻补兼施为主。

---

① 瓦垄子:即瓦楞子。明代陈嘉谟《本草蒙筌》记载"味咸,气温。无毒。生海水中,即蚶子壳……消妇人血块立效,虽癥瘕并消"。

处方：小川芎一钱五分，桃仁泥三钱，小茴香钱五分，上官桂一钱，炙甘草六分，当归尾二钱，天台乌二钱，炒莪术钱五分，川牛膝二钱五分，生菁皮钱五分，京赤芍二钱，制香附三钱，破故纸二钱五分，潞党参二钱五分，鲜生姜三片引，小红枣五枚，煎汤代水。

效果：服三帖病势大减，余日效不更方，又服四帖，并令服香附丸和抵当丸，间服调理月余而愈。

（《光华医药杂志》第二卷第九期　1935 年 7 月）

案 5　肠覃回顾录

柯泽庵

病者：高黄氏，三十五岁，住高明庄，民国十六年五月十六日诊。

病名：肠覃。

原因：某日经期后一月余，少腹硬块如覆杯，腹日渐大，饮食如故，毫无痛苦，以为玉燕投怀，欣然有喜色，但月事仍下，恐怀孕血下胎将难保。延医诊治断为胎漏，固涩滋腻养阴杂投而血下腹大也如故，又加面浮胀满等症，精神不支，因余君荐而来诊焉。

症候：面黄身倦，周身浮肿，腹大如鼓而硬块叠叠，月事虽行而血却少，小便亦不利。

诊断：脉象沉涩，舌苔腻白。经前医认为胎漏，虽欲补正，实属助邪致病，势有进无退。其所以腹大而经行者，盖经行时寒气自肛门入客于大肠，肠壁生菌覃样瘜肉，与胞中血分无涉，故也。若仍作漏胎子气治之，将瘜肉极大莫容卫气阻碍，小水不行，周身肤胀生命堪虞。

疗法：宗万氏法，以桂枝桃仁汤加减调之，冀挽回于万一。

处方：桂枝尖一钱五分，花槟榔一钱五分，桃仁泥三钱，酒炒海藻三钱，炒白芍一钱，炒枳壳一钱五分，大生地一钱，炮山甲三钱，炙甘草五分，台乌药二钱，四制香附三钱，冬瓜皮四钱，鲜连皮姜二钱，小红枣二十一枚,煎汤代水。

效果：二剂知,四剂已,连服七八剂而愈。

(《光华医药杂志》第二卷第九期　1935 年 7 月)

案 6　卵巢囊中之治验

浅田氏

深川富田街小木曾藏太之妻,经闭三月,腹膨胀,其状形如临月,坚满而不活动,消谷善饥,四肢形如枯柴。医者以为臌胀。余诊之曰："此血蛊也。"治法于桂枝茯苓丸中加鳖甲、大黄,兼投以硝石大圆。服此约二月(锡君按:此点足征日人对于汉医信仰心之深,故久服二月不以为烦也。及观国人延医,恒喜医者日易新方,立新法,以谓不如此不足以求速效;而医者亦以谓不如此不足以示博学也。须知随机应变,固属要图,而药既适症,当持之以恒,焉能忽汗忽下,乍表乍里乎！呜呼！以病者供试验,视生命如儿戏,病者当此,能不偾事！斯医者之过耶？抑病家之咎耶),经水始通,腹满减半,仍服前方约半年余,其妇因故归家,隐逸为民,志气舒畅,腹满顿形消散,却如衰老之腹(锡君按:腹壁因臌胀而失去其弹力性,一旦胀满顿减,腹壁当似衰老者之形皱纹矣)。余因之而悟妇人气滞之为害,较之男子更深且大焉！

清川氏《梧阴销间杂记》云："筑地之典店杆屋利兵卫之妻,专心于肢体之运动,省思虑,养心神,观戏舟行,游月赏花,仅及二年,腹胀痊愈。"亦此类也。余诊与此妇类似者凡三人。其一为曲坊阿部氏附属梅原何右卫门之妻,经闭三月,医者断为妊娠,过十一月而不分娩,主人怪焉！求治于余,余亦断为血蛊,投以桂苓丸方及浮石丸,服之约半月,一夜病者正在熟睡中,腹中忽发音响,其声如裂竹,主人惊而视之,腹满忽消,较之平日更软,神色爽然,翌晨喜以其状来告,余为之愕然。其一为田所街古着铺富田屋孙七之妻,嫁于其家已十七年,月事从未间断,忽而经闭数月,腹满坚硬如箕,起居不能自由,医者以为胀满,治之益形加甚。余亦投以血蛊之药,及十一月,一朝下浆水约升许，忽然产一女子。其一为阿州侯臣近藤真次郎之妻，年四十余，经闭三年，腹状与前二妇相同，但起居不能，两足微肿，余亦投以桂枝茯苓丸加鳖甲、大黄，服此约数月经水才通，又服此半年，月事大来，腹满减半，始则少腹，坚块似妊娠五月之象，神气大爽，而起居轻便，虽一里许之步行，并无妨碍，病者大喜，乃不服药而待自然之治愈，后此约半质诊之，坚块依然，而妇体益形强健，医者苟不精熟明辨，决不知其腹中尚有坚块也。

安西安周解曰：本例题为卵巢囊肿，系余之假定也。先生之所谓血盅者，于现代医学上，究相当于何病乎？虽查落合氏之汉洋病名对照录，然如血盅者未能找到。须知如桂枝茯苓丸方，时应用于瘀血及其他妇人科之疾患。至于浅田门氏则大都以此应用于今日所称之卵巢囊肿，子宫筋肿等妇人下腹部之肿物，故余以此名之也。深望读者予以纠正。

桂枝茯苓之处方：桂枝二·○①，茯苓三·○，牡丹二·○，桃仁二·五，芍药二·五，有以上之五味，更加以鳖甲二·○，大黄○·五至三·○。

附注：分量大致适当，因与洋药异趣，更当加以注意（按：并不若西药分量之一定也）。尤其如大黄一味，以其为下剂，故其分量，因人而加减。如于必要时，可以自三·○至五·○，更可至十·○。此须留意者也。

（《光华医药杂志》第二卷第九期　1935 年 7 月）

---

① 二·○：即 2.0 克，以此类推。

第六章　乳房疾病篇

案1　乳症之治验

杨燧熙[①]

杨姓妇五旬后，乳房坚硬，不以为意。至六旬，乳部忽然出血如涌泉，色鲜红，血止其痛非常，舌苔白，脉滑数，右关尤甚，重按少神。按乳乃肝胃之外候，故古云乳头属肝，乳房属胃。胃热肝阳气火偏旺，血得热而妄行，其痛属于血去阴伤络空所致，虽苔不黄，而齿干无津，大便虽泻而酱色，且腹不痛，小溲黄混，未可以湿寒论治也。拟凉血降气，气降则血止，血凉则痛定，使木火平，胃热降，则阴伤可复，络空可实，不止疼而疼即已。佐以外治。若全凭敷搽洗涤，内不服煎，而阴不充，阳不归窟，倘化风化火，而不生变者鲜矣。行外科者，必究诸疮痛痒，皆属心火。火灼真阴，以致臭腐。又云荣气不从，逆于肉里，乃生疽肿。仿此立法，药后血止疼除，后二日，邪正交争，寒战而热。一友作外感论治，进葱豉等品，仍无汗，反增作呕不食，心中懊侬，齿干唇燥，舌白神倦，并不烦躁，脉来滑数而促，右部较甚（按脉象右大于左者，虽苔白未可辛温），属于热也。溲黄而烫，大便仍泻，肠不鸣，亦不拒按，未可以表邪里实而论。拙用银、翘、桑、菊、贝、茹、金橘饼、灯心、荷叶等，少加川连以降肝逆。服之呕止，惟饮食不进，心中懊侬，原方加青果、白芍、夏枯，少加归须，因嫌辛温，并令服鸡子白一枚，冲开水囫囵服之。热止痛除，

---

① 杨燧熙（1866—？）：字德懋，一字书培。江苏丹徒人。幼业儒，喜医学。初从王佩南习岐黄，深得师传，后又学西医。尝襄理《上海医学报》，并创办镇江京江医院、清心医院等。

呕已进食,懊憹亦退矣。善后法,以缓肝之急,益肝之阴,以养阳明。俾得血充气复,一月后其乳岩脱腐生新,渐渐康复。

(《医学杂志》第二十册　1924 年 8 月)

案 2　乳　痈

病者:女性年二十八岁,刘李氏。

病名:乳痈,西名乳腺炎。

原因:忿怒伤肝,肝胃郁结,精神受刺激,乳汁被塞而不行。

病状:初期身寒热,口干咽燥,乳房忽红肿,坚硬,痛不可按。

脉象:洪数,舌苔燥。

治疗:以解肝郁,清膈热,和血散结之剂。

东瓜蒌五钱,四花皮①三钱,穿山甲钱半珠,皂刺三钱,粉甘草二钱,双花三钱,滴乳香三钱,去油,明没药一钱半去油,香白芷一钱,花粉三钱,黄酒半两。令其服药后,顺肿乳侧卧,夜半痛止,坚硬已软。次日原方又服一剂而愈。

是方君以瓜蒌清胸膈之热结,四花皮达肝脏经络之郁,花粉、白芷清阳明经络之热,乳香、没药和血散结以止痛,山甲、皂刺通经络以消肿,双花、甘草清热解毒,引用黄酒达表而发散,则肝胃之郁结平,乳房之红肿愈。

(《三三医报》第二卷第十九期　1925 年 2 月 3 日)

案 3　乳　痞

黄圣时

提要:内子左乳下患结核两个,状若橄榄,其一尚小,按之活动,起已多

---

①　四花皮:即青皮,具有破气、散积、疏肝止痛之功。主治胸胁或脘腹胀痛、乳痈疝气、食积。

年,曾用阳合膏掺六神丸末贴之无效。

方案:此处乳痞亦称乳核,为肝、胃二经做辖,肝气郁结而失其调达之能,胃气留滞而失其和畅之用,于是气留痰阻,僻积成形,居于膜中,按之故动,初虽无甚痛苦,久则难免伤正,姑拟疏郁软坚法治法。

炒当归钱半,炙甲片钱半,细青皮钱半,软柴胡六分,大贝母三钱,慈菇片六分,蒲公英钱半,炙僵蚕三钱,小金丹一粒入煎。

（《中医指导录》第二卷第十三期　1931年6月）

第七章 不孕篇

案 1 妇科癥瘕不育案

病者：傅寿朋之妻，年二十余岁，住盐山城西傅家庄。

病名：癥瘕不育。

原因：傅氏之先，三世单传，又皆少亡，至寿朋兄弟两人，其兄又少亡无后，寿朋娶妻六年犹无生育，惴惴常以宗嗣为忧，疑其妻不育，或有他病，延为诊视。

症候：六脉调和，身形强壮，分毫不见有病。细询之，经脉调顺按期，惟少腹有癥瘕，其大若橘。

诊断：此癥瘕占据子宫，无受孕之处，所以不育也。

治法：当用药将其癥瘕化去，自然能育。然身形弱者，用药消除癥瘕，恐于身形有伤，必当用补药辅之。兹既身形强壮，可但用药化其癥瘕，无须辅以补药也。

处方：水蛭主妇人无子，本经原有明文，此正为其能消除子宫瘀血，妇人自能受孕也。遵本经之义，单用水蛭一两，麻油炙透为末，每服五分，开水送下，日服两次。

结果：如法服至十日尽剂，分毫无效。后改用生水蛭，为末，每次服五分，日再服。服未至十日癥瘕全消，隔年即举男矣。由是知水蛭若不炙用，得水即活之语，皆是方书妄谈。且其色黑味咸气腐，黑为水色，咸为水味，腐为水气，纯得水之精华，炙之则伤其精华，故无效也。且其性并非猛烈，徐灵胎谓其迟缓善入。盖此物在水中，随波荡漾，其行甚慢，此其所以迟缓也。

一遇他物,则紧贴其身,而吸其血,且其吸血不但以嘴,即其身亦能吸他物之血,此其所以善入也。徐氏又谓其破瘀血而不伤新血,更为精确之论。盖水蛭色黑味咸气腐,瘀血亦色黑味咸气腐,原有同气相求之妙。至于新血虽亦味咸,而色红无腐气,水蛭之力,在新血中,有若随水荡漾,毫无着力之处,是以破瘀血而不伤新血也。

案语显明疗法简当,发明水蛭功用,足以破世人之惑,使业妇科者放胆敢用,病癥瘕者放心敢服,真名论不刊之佳案也。印岩谨按。

(《绍兴医药月报》第二卷第二十期 1925 年 8 月)

案 2 不 孕

严苍山[1]

坤道属阴,以血为主,血有余则行经,经调则有子,血有病则经不调,经不调则孕难,是以种子先宜调经,调经先宜治血也。调经之道,须察血之寒热虚实,而为温凉补泻之用,又有白带过多,亦使血病而经不调,则处方不特治血,并宜止带矣。如余所治二案,一因带多,一因虚寒,皆致经不调,孕育难,经治后一已抱子,一已叶熊罴之梦,姑录之,以实中医世界。

乙丑夏,暨南大学某教授夫人,病湿温转疟,予为治愈后,悉婚已六载,未曾破腹,以调经种子,详审其白带颇多,经行先后不定,腰酸头晕,脉来弦细而涩。此因带脉不固,精液下渗,冲任随之亦虚。处方宜着重治带,并与养血调经,乃拟归、芎、芍、术、川断、炒杜仲、醋炒海螵蛸、升、柴、龙、牡、葳喜丸等,数剂而带渐止。时值冬令,为疏膏方一剂,合补养奇经八脉之品二十余味,煎服后,明春即受孕,产一女已四周矣。

(《中医世界》第一卷第四期 1929 年 12 月)

---

① 严苍山(1898—1968):名云,浙江宁海人。奕世儒医。自 1927 年起,与秦伯未、章次公、许半龙、王一仁筚路蓝缕,创建中国医学院,从事中医教育事业,后又执教于新中国医学院。20 世纪 20 年代末,主持四明医院(上海中医药大学附属曙光医院前身)工作。1962 年被聘为上海市中医文献馆馆员。著有《疫痉家庭自疗集》《续编古今要方 94 首》,编纂《汤头歌诀正续集》《增辑汤头歌诀正续集》。

案 3 不　孕

严苍山

同乡周梦熊,业航务,娶富家女,晳白颀硕,三年不孕。梦熊以熊不梦,家人望子綦切,求治于予。望其色肌松气虚,已知梗概,诊其脉沉迟微细,苔白滑,经来腹痛,色黑后期,大便时溏,纳不佳。病原遂了然于胸,辄为疏方。案曰,冰冷之渊,鱼虾不生,霜雪之地,草木不长,今血海虚寒,焉望其能孕育乎?平昔夏饮冰,冬食果,病原之来,盖有渐矣。乃用参、蓍、川芎、归、芍、川断、杜仲、艾绒、炮姜、附、桂、香附、木香、菟丝子、小茴香、枸杞子等,出入数十剂,煦暖下焦,双补气血,纳食渐增,脉象渐振,惟经事尚逾月不来,初仍以为病也。迨余返里月余日,至今春出沪,渠已更医数诊,不曰积血,便曰血枯,药偏攻偏补,余急止之。按其脉滑流利,且喜寐呕恶,明明恶阻之象,盖已蚌蛛暗结矣。近则大腹便便,讵产不远,家人见余,殊形感激也。

(《中医世界》第一卷第四期 1929 年 12 月)

案 4 不　孕

秦伯未,陈昌顺

王右　生育一事,虽本天地之自然,亦未尝不可以人力补救。今结婚三载,未曾受孕。经事先期而带紫,肝火易发而难制,显然血分有热所致,不须峻补血液,只须轻清热势,所谓治病必求其本,幸勿平淡目之。

大生地三钱,湖丹皮二钱,地骨皮二钱,赤、白芍各二钱,夏枯花钱半,银花炭钱半,淡黄芩钱半,紫丹参五钱,炒牛膝二钱,藕节二枚。

(《中医世界》第二卷第九期 1930 年 9 月)

案 5　气郁不孕之治例

李健颐

平潭井边村,有郑姓妇,年二十余岁,颇贤孝,夫妇爱情甚笃,惟其姑心性悍恶,日日苛虐其媳,初犹诃骂,继以鞭楚。该妇惟是吞声忍气而已,以是气郁不舒,遘成重疾,胸中膹胀,小腹隐痛,月经不调,呕恶呃气,证诸丛生。计自结婚至今,已有十余年,尚未生育。凡种子丸、育麟丸等,遍尝殆尽,皆属无效。去年二月间,舆来余室,诊治,细究病情,并查其家中景况。乃知其病由于姑媳不睦,气郁不舒,内伤肝肾,八脉隶于肝肾,肝脉通于子宫。肝气大伤,血不调和,子宫之收缩力弛张,以致莫能摄收精虫,故不受胎。遂用降真香、当归、元胡、乳香、桃仁、郁金、柴胡、砂壳等,调肝行气之药。连服十余剂而愈,一面并令其姑媳暂时分居,静养月余,竟怀六甲,至本年正月添一男。由此观之,愤郁之病,与生育大有关系。然此病由于气郁所致,其用开郁调气,即所以调经种子之法。顾此证是因气郁,可称怪病,其治在肝,亦属奇治。

(《医林一谔》第三卷第十二号　1933 年 12 月)

第八章　情志异常篇

案1　经感如狂

香港油麻地弥敦道,许让成夫人陈氏,三十余岁。素有洁癖,每逢天热,常用冷水洗身,虽遇经期亦不禁忌。忽患喃喃自语,喜怒无常,甚至手舞足蹈,狂语乱言。延予诊左关寸浮滑,右寸关沉弦,两尺浮数,断为经感发狂症。考其致病之因,为行经着冷,肝肾为邪所袭。邪胜则痹,痹胜生痰,痰胜挟血而入心包,心包为痰所困,则成狂症。且病在初秋,肺金用事。肺属皮毛,气为肃杀,至行经之候,百脉开张,而触寒犯冷,由皮毛而转经络,邪伏肝胆之间,冷凝血海之内,上冲包络,摇动胆经,则发如狂。治以活血除邪开痰导水,拟用陶节庵先生伤寒当归活血汤[1],加白眉草[2]、秦艽、石楠藤,一剂而安。再诊狂止神清,依原方加减而愈。

(《杏林医学月报》第六十九期　1934 年 11 月)

案2　陶峦女士藏躁治验案

王治华

陶女士峦,字伯峰,双十年华,待字闺中,躯体魁肥,多智健谈,掌教某

---

① 当归活血汤:由当归、甘草、枳壳、柴胡、生地黄、桃仁、红花、人参、赤芍、肉桂、干姜组成,生姜一片,水煎。入酒三匙,同服。
② 白眉草:《广东中药志》第一卷记载具有宣肺止咳,发汗利水,行气活血之效。

校,尽职非常。忽患一症,变幻莫测,其父中冷先生,精明谨慎,宦游四方,颇有医学知识。平日素爱此女,乃以爱女之心愈深,忧女之病弥切,故特陪女来校,请予诊之。详询病由,秩序井然,予叹其留意医学,实为难能可贵,故特表而出之,亦纪念之韵事也。陶先生问曰:此病起后,语言错乱,忽轻忽重,思想变异,忽钝忽敏,时而心神恍惚,居不安席,悲伤欲哭者何也? 予谓此由精神变幻所致也。曰:耳鸣如蝉躁,时而失聪,接耳大呼,方能听音,间或闻声则惊,如人将捕之。扁核腺时发红肿,香臭不知辨,甜辣莫能分者何也? 予谓此由官能神经变动所致也。曰:深畏日光,喜居暗室,闭目静坐,不愿见人,偶觉身体酸痛,忽而麻木不仁者何也? 予谓此由知觉神经障碍所致也。曰:牙关紧闭,难能见齿,颈项现有结核,手指忽颤忽静,足筋时挛时伸者何也? 予谓此由运动神经反常所致也。曰:两颊色如桃红,忽现忽没。痰涎时流,沾湿衣枕者何也? 予谓此由血管及分泌异常所致也。然则此究系何病耶? 予曰:《金匮》所谓藏躁,西医之名歇斯的里者,即斯症也。斯症之原,良由勤劳过度,阴分日耗,思虑郁结,夜不能寐,以致子宫血少而躁急之故耳,遂用仲景甘麦大枣汤加味治之。用甘草以解里急急痛挛急之候,大枣以缓挛引强急之症,小麦以养心气,又用石决明、生牡蛎、青龙齿、代赭石、紫石英,以镇静肝经,因运动神经之作用,古人皆属之于肝也。用真琥珀、合欢花、灵磁石、炙远志、炒枣仁、白茯神、柏子仁、玳瑁、铁屑,以定心安神,因知觉神经之作用,古人皆属之于心也。用无价宝丹以除痰火之结聚。方甫疏就,陶又问曰:此病症候多端,而独治肝心痰三者,能无顾此失彼乎? 予谓治病之要,须对主病发药,主病一愈,副病不治而自愈矣。设一症一药,则反互相牵制而不得良果,此余提纲挈领,深得治病之法,十余年经验之结晶,先生又何疑乎? 盖统观令媛之病,症候虽多,归纳其要,均可隶属于心肝二藏及痰迷而已。因厥阴之脉,环绕阴器,而子宫亦为必经之路,治肝者即所以治子藏,此治本法也。子宫躁急,其神经反射于脑,脑亦受其影响,大脑皮质为知觉中枢,亦为各神经所隶属者也,故治心者,即所以治脑也,此治标法也。令媛脉形滑实,痰涎时出,痰涌迷心,神识昏蒙之所由来也,治痰亦紧要着也。此方连投三剂,病减其半,再以前方加减数剂而痊愈矣。

按藏躁一病,论症纷岐,莫衷一是。谓其病在肺肝者有之,谓其病在心藏者有之,谓其病在五藏者亦有之,而沈明宗谓其病由子宫血虚受风化热所致,尤在泾亦有是说。日人《类聚方广义》,及雉间尾台均谓病在子宫相同,并与西人歇斯的里病在子宫者,不谋而合。则沈尤之识见,真高人一等矣。予于斯症,又已治愈二人,一为保安处被服股股长詹浩然夫人、陶淑贞女士,一为黄家埠蒋戚金之妻,均用甘麦大枣加味而效,然则先哲之经方,安可不悉心研究耶。

(《国医砥柱月刊》第四期 1937 年 4 月 1 日)

第九章　女科内伤杂病篇

案1　妇人溺沫

田伯良

张乌痣敝邑城内人,其妻年五十,罹一奇病,每于空便桶中溲便一次,其沫上溢及臀,如沸泡,然少顷渐消,邀余往诊,关脉弦紧直透尺部,知由脾胃过冷,肝阳不达,木气下趋膀胱之病也。盖胃为戊土,肾为癸水,戊癸合化而生温暖,则肝木畅达,其便如常,今中土寒冷,戊癸不合肾中,失其温暖则木气不达,下趋成风,风动便出,所以其溺如水,被风涌而成沫也。法宜温中暖水,升达肝木之气,乃用理中汤加附子、桂枝,数剂而愈。以理中温其中气,加附子以暖水,桂枝以达木故也。病家乃云,此症经易多医,皆谓怪病,方书所未见闻,难以下手,如先生者,毫无难色,何也? 余曰:医者,理也。理既得矣,万病皆通,何必拘于方书耶。

(《神州医药学报》第二年第五期　1914 年 5 月)

案2　晕　　厥

周岐隐

戚女士　素体血虚肝旺,常发晕厥,日昨因触感动肝,大厥三小时,醒后神志恍惚,不能成眠。头重眼花,耳鸣气促,早起牙龈酸木,齿缝有血,脉弦数，上溢寸口，舌尖红，中薄腻，咽干，口苦，面色㿠白。此症名曰郁冒，论详徐洄溪《兰台轨范》中，治拟白薇汤，佐以戢肝镇逆为剂。

白薇、当归、党参、甘草、真珠母、牡蛎、杞子、白芍，桑麻丸（包煎），磁朱丸吞。

（《现代医药月刊》第一卷第五期　1933 年 9 月）

案 3　不 足 症
周岐隐

施师母　心脾血衰，不能养肝，肝燥则强，侮其所胜，脾胃受戕，运化失职，于是种种不足之症，皆因之而起。为呕吐不能纳食，胸膈作痛，眠卧不酣，梦魂颠倒，头目昏眩，手足酸麻，腰脊疼痛，经少带多，少腹之旁有积块，多年不孕。脉弦涩而迟，舌薄腻而滑。心脾之血宜补，胃肝之气宜和。拟方以一贯煎加味，参用青附金丹法。

南北沙参、麦冬、生地、归身、川楝子、茯神、菟丝饼、木瓜、杭菊花，另用青皮、香附、郁金、丹参四味研末，以鳖甲胶（陈酒化开），打丸如梧子大，每服一钱，日一服。

（《现代医药月刊》第一卷第八、第九期　1934 年 1 月）

案 4　吐　　血
周岐隐

陈女士　劳力之后，继以吐血纯红，无痰气喘，心悸脉浮大，舌白无华，作脾不统血论治。

附子理中汤加童便。

（《现代医药月刊》第一卷第八、第九期　1934 年 1 月）

案 5　寒 热 往 来

周岐隐

曹右　寒热往来,已历旬日,咽干口苦,便闭溺赤,腹痛脘痞,胁下支结,咳嗽痰出不滑,微微作喘,脉弦数,舌黄腻。此痰热结于少阳之经也,以大柴胡汤下之。

柴胡、枳实、芍药、半夏、黄芩、大黄、生姜、大枣,加淡竹沥一杯冲。

再诊:大便已通,咳痰亦滑,余状犹未见进退,惟日昨经泛忽转,血色瘀淡,少腹微痛,须防热入血室,治拟小柴胡汤。

小柴胡汤去人参,加丹参、桃仁。

三诊:经行已畅,腹寒亦瘥,寒热往来,口苦咽干,诸症均减,惟心下犹觉支结,太息不舒,微微欲呕。《经》曰小柴胡汤,但见一症便是,前法有效,不必更张。

小柴胡汤原方。

案 6　脾　　寒

周岐隐

陈师母　脾寒,大便溏泄,得食作胀,遇冷作呕,已历有年,切脉迟而细弱,舌色白腻,治拟温理中焦,兼和营卫。

桂枝汤合附子理中汤。

再诊:诸恙均减,惟日前偶因动肝,呃逆不止,治拟橘皮竹茹汤加味。

橘皮、竹茹、生姜、柿蒂。

案 7　腹　　痛

李靖山

又治一妇人,时有腹痛发作,经医数年而不愈。有作瘀治,有作风治,温凉补泻皆不愈。余以当归生姜羊肉汤治之。乡中无羊肉,遂先以牛肉煮酒试之。服之略愈,然后再以羊肉饮之,遂渐痊愈矣。

当归羊肉汤方　归身三钱,生姜三钱,羊肉三两,炖酒饮之。此仲景《金匮》方也。

(《杏林医学月报》第六十四期　1934 年 6 月)

案 8　干 血 疼 痛

李秋铭

香港油麻地佐顿道曾带之夫人,患腹痛症已四年,中西医药,旋愈旋发。每月四五次,每次四五日,痛轻则晕,痛重则气绝。虽止痛,不过数日之间,旋又复作,身体肌肉日见消瘦。于民国十五年秋间,痛极而气绝,延中西医生数辈,怆惶施救,束手无策。病家忧戚,惟有听天安命而已。延予到诊,切其左关尺沉实而数,右手尺脉迟而有力,断为恶露未清,胞中血作痛,若非根本治疗,难奏肤功。为还魂计,急用艾灸关元、血海、腹哀及膏肓、肝俞各穴而苏醒。内服白芍、木通、灵脂、甘草、玄胡、丹皮而痛止。再用生四物汤,以白芍为君,重加灵脂、丹皮、玄胡而祛瘀,依原方加干漆、马鞭草逐恶血。数日后精神渐复,则用归脾汤,加丹皮、白芍而安。

(《杏林医学月报》第六十七期　1934 年 9 月)

案 9　下　痢　脓　血

郑连山[①]

吾县小说家顾凤鸣先生之妻,下痢脓血,数十日不止,脉迟细,求治于余,即作桃花汤二三剂而疗。

[《神舟国医学报》第三卷第九期(即第三十三期)　1935 年 5 月 15 日]

案 10　腹　痛　案

郑连山

又治一彭姓妇,面色萎黄,经不调,数月一至,脐腹挛结,按之坚痛,前医叠投香苏饮、四物汤无效,余与当归三钱,白芍药三钱,大黄钱半,桃仁二钱,干漆二钱,生地黄三钱,茯苓二钱,泽泻钱半,䗪虫一钱,连进七剂,诸证顿退。

去疾按:郑君医案,不蔓不支,颇简洁可喜,惟第二案方内用干漆二钱,此物性不驯良,平人闻之,尚生漆疮,何以能连服至七剂之多,吾颇有所怀疑,愿郑君之有以教我也。

[《神舟国医学报》第三卷第九期(即第三十三期)　1935 年 5 月 15 日]

案 11　心　腹　痛

知人之妻三十七岁,五日以来,心腹作痛,阵阵发作,夜间更甚,殆不能睡眠。诊之其脉沉,腹软,左脐傍有拘挛现象,按之痛则引腰,小水频数,涩滞,前

---

①　郑连山(1908—1969):吴中郑氏祖传妇科第十一代传人。自幼随其父燕山公习岐黄之术,钻研妇科医理,深得家技之秘要,精于胎产经带之治。苏州市中医医院创建人之一。撰有《女科临床效方》二卷,1936 年刊行。

阴胀痛,小解时后阴疼痛,面时浮肿,脉舌均无异状,投以当归芍药散料,服三贴疼即减半,翌日腹痛全除,而得安眠,诸症日见轻快,同方服一周而愈。

《勿误方函口诀》当归芍药散条下曰"此方为吉益南涯[①],治诸病甚得意之活用方,其本虽治全体妇人腹中痛,因其兼有和血利尿之功,故建中汤症兼有水气者,逍遥散症带疼痛者,皆可广用之。此方主痛在大腹,芎归胶艾汤主痛在小腹及腰部云云",然次之治例。痛在小腹者,亦以当归芍药散治愈之。

(《光华医药杂志》第二卷第九期　1935 年 7 月)

案12　阴虚咳嗽

朱谷声

舅母肝阳素旺,营阴极虚,日来虚火灼肺,呛咳频频,手心发热,口渴心悸。昨日余有故乡之行,路过其处,舅舅欣然命诊。当以上情具述,外余按得脉细搏数近数,舌苔薄黄微纹,为配方阵如下,俱不离抑阳扶阴、清金宁络之味也。

京川贝二钱,甜杏仁(去皮尖研)三钱,生白芍二钱,云茯苓三钱,炒冬瓜子三钱,煅九孔石决明(先煎),焦山栀一钱八分,细生地四钱,炙鳖甲五钱,大麦冬三钱,霜桑叶一钱八分,朱茯神一钱八分,旱莲草三钱,女贞子一钱八分,蜜炙枇杷叶(去毛)二片。

三日复行经此,舅母欣欣婉谢,盖服一剂后,即已霍然而愈也。余常将此种平凡之案,志之于簿,亦自觉无甚意味;总因欲竭力表示轻病不可勿视,初起合拍,决无不能桴鼓之理。即就斯症而论,若非谂其素质,参以脉症,稍一粗俗,即不免误以表邪为治,愈发愈耗,十剂难矣! 余常谓前人衣钵,成法在先,奈何不知用哉? 医之为道,毫厘千里,良可惧矣!

(《中医世界》第九卷第二号　1935 年 12 月)

---

① 吉益南涯(1750—1813):日本医家。著有《方机》《医范》《气血水药微》《伤寒论精义》等。受其父之教诲,深得古方派医学之熏陶。主张张仲景医方的灵活运用。43 岁时,开始倡导"气血水"说,并据此解释《伤寒论》。

案 13　六 脉 沉 涩

陈无咎[①]

刘右　六脉沉涩,舌苔渗干,肝藏翕张,肾锥不键,气在盲肠,因而肺窒脑重,法以运脾和中通盲清脑。(十一,四)

炒络石藤五钱,马兜铃一钱,炙没药三钱,制菟丝子三钱,豆蔻花一钱五分,炒枳壳一钱,干芦根二条,泽兰三钱。

刘右(复诊)　六脉缓平,舌苔粗绛,气机渐畅,病状减轻,但肺叶与肾藏,尚未复原,见证为咳嗽脚软,法以运脾畅肺,整奇理跷。(十一,六)

炒络石藤五钱,马兜铃一钱,川郁金五分,炒杜仲一钱五分,煨益智仁一钱五分,炒老桑枝四钱,芽桔梗七分,制菟丝子三钱,泽兰三钱。

附记:案前无病告得,因常诊之故。且余诊病,向以切脉为主。彼既未告,遂亦减省。

(《医界春秋》第十一集第一百二十三期　1937 年 3 月)

案 14　石　　淋

陈无咎

邵右　三十余岁。

病告:小溲刺痛,腰脊痛酸,中气堕下。排泄溺出,皆如细沙碎石,杂以血丝,有时涓滴俱无。西医目为毒淋,久治不愈,请求诊察。(十一,二)

六脉两尺并弦,双关郁结,舌苔灰绛,相间成条。此为冲任纠葛,肾不能

---

① 陈无咎(1884—1948):原名瑞梯,字揽登;民国后更名白,字无咎,号凤雏。浙江义乌黄溪人。陈氏弱冠以前习儒,衷于科举,后遵母命承祖业习医。自 1920 年抵沪行医,治病救人,并积极著书立说,创办中医院校,培养中医人才。著有《黄溪医垒》丛书,计 13 分册;另著有《黄溪大案》《明教方》《金匮参衡》《中医内科学讲义》《中国医药抉疑》等。

滤,渚不能决,治在膀胱,兜铃汤主之。

白苓块一两,土茯苓四钱,马兜铃一钱五分,制菟丝子五钱,炒络石藤五钱,黄木通一钱,清竹茹六钱,夏枯草一钱,泽兰叶四钱,干芦根二条。

邵右(复诊) 病告:服药二剂,早晚各一,小溲渐畅,血淋已减,但气堕如故,请求再诊。(十一,三)

六脉少匀,弦结并减,舌苔澹①白,灰绛亦除,但冲任纠葛,尚未恢复,治仍在肾宫与膀胱,用兜铃清子宫复方。

马兜铃一钱五分,制菟丝子五钱,牡丹皮七分,白苓块一两,陈萸肉三钱,黄芩三分,土茯苓四钱,黄木通一钱,莲须三钱,泽兰叶四钱,炒槐米五分。

邵右(三诊) 病告:服药三剂,两溲渐畅,血淡淋减,仍觉气堕,请求再诊。(十一,五)

六脉比匀,两关弦数,舌苔明润,口觉苦渴,血营渐清,洲渚微壅,法以疏冲任,启膀胱。

黛茯神六钱,扁豆花三钱,制菟丝子五钱,莲花须三钱,马兜铃一钱,地黄炭三钱,桑白皮一钱,土茯苓四钱,车前子一钱五分,瓜蒌根六钱,泽兰三钱,小甘草一钱。

邵右(四诊) 病告:服药三剂,小溲渐清,口亦不觉干苦,但气尚堕,请求师治。(十一,七)

六脉已匀,舌苔澹白,冲任复原,肾与子宫犹遭,法以巩肾理奇。

制菟丝子五钱,地黄炭四钱,络石藤五钱,陈萸肉五钱,白茯神一两,泽兰叶三钱,牡丹皮一钱,炒香附一钱五分,炒佛手四钱,芽桔梗一钱,黄芩三分,干荷梗二尺。

邵右(五诊) 病告:诸病皆除,但夜不能寐,头微晕,眼微花,白带下,经久停,请求师治。(十一,十一)

六脉尚平,舌苔粉绛,因患沙淋溺血,近虽治愈,但精耗血亏,冲任内损。理宜修整,绵蕤汤主之。

抱茯神六钱,桑白皮一钱,热枣仁七分,制菟丝子五钱,干白芍五钱,牡

---

① 澹:当作"淡",后同。

丹皮一钱,陈萸肉三钱,当归头一钱,丹参一钱,淮山药一两,炒藿梗一钱五分,炒佛手四钱,黑芥穗五分,豆蔻花三钱,泽兰叶三钱。

(《医界春秋》第十一集第一百二十三期　1937 年 3 月)

案 15　黄溪妇科方案

陈无咎

叶右　六十岁。

病告:腹胀食滞,骨节酸麻肩背尤甚,右臂不能高举,筋络牵掣,痛苦万分,请求诊治。(十一,十一)

六脉右濡左缩,舌苔灰绛,寒湿入于脾络。似痛痹而非痛痹,法以巩肾减塞,动脾祛湿。

制菟丝饼五钱,豆蔻花一钱五分,羌活一钱,白苓块一两,炒老桑枝五钱,炒骨碎补三钱,炒络石藤四钱,泽兰叶三钱。

叶右(复诊)　病告:服药三剂,腹胀大减,胃纳甚佳,但肩臂痛掣未除,痰多作咳,请求再诊。(十一,十五)

六脉转平,左尺仍缩,舌苔明澹,脾络虽行,肺肝未协,法以畅肺豁痰,舒肝清湿。

姜竹茹四钱,威灵仙一钱五分,羌活一钱,络石藤五钱,汉防己一钱,白苓块一两,干橘叶二钱,桑白皮一钱,泽兰叶二钱。

(《医界春秋》第十一集第一百二十三期　1937 年 3 月)

【编者按】

民国时期中医医家所写"女科医案"或者"妇科方案"是指女性所患疾病,其中既包括现在所指的妇科病,也包括很多内伤杂病,本书将女性所患内伤杂病医案辑录于此,供大家学习参考。